U0315240

中医药科普读本

第一辑

艾生阳气

金敬梅 荆悦／主编

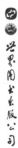

世界图书出版公司

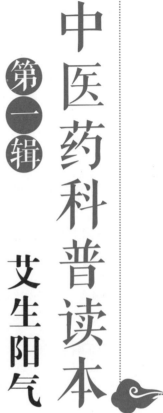

图书在版编目（CIP）数据

艾生阳气 / 金敬梅，荆悦主编 .–– 北京：世界图
书出版公司，2019.4
　（中医药科普读本 . 第一辑）
　ISBN 978–7–5192–5995–2

　Ⅰ . ①艾… Ⅱ . ①金… ②荆… Ⅲ . ①艾灸－青少年
读物 Ⅳ . ① R245.81–49

中国版本图书馆 CIP 数据核字（2019）第 029434 号

书　　　　名	中医药科普读本 . 第一辑 . 艾生阳气
（汉语拼音）	ZHONGYIYAO KEPU DUBEN.DI-YI JI.AI SHENG YANG QI
编　　　者	金敬梅　荆　悦
总　策　划	吴　迪
责　任　编　辑	韩　捷
装　帧　设　计	刘　陶
出　版　发　行	世界图书出版公司长春有限公司
地　　　址	吉林省长春市春城大街 789 号
邮　　　编	130062
电　　　话	0431-86805551（发行）　0431-86805562（编辑）
网　　　址	http://www.wpcdb.com.cn
邮　　　箱	DBSJ@163.com
经　　　销	各地新华书店
印　　　刷	吉林省金昇印务有限公司
开　　　本	787 mm×1092 mm　1/16
印　　　张	10
字　　　数	107 千字
印　　　数	1—5 000
版　　　次	2019 年 4 月第 1 版　　2019 年 4 月第 1 次印刷
国　际　书　号	ISBN 978-7-5192-5995-2
定　　　价	360.00 元（全十册）

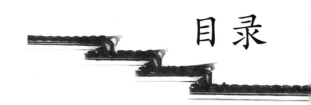

目录

艾灸漫谈

艾灸常识

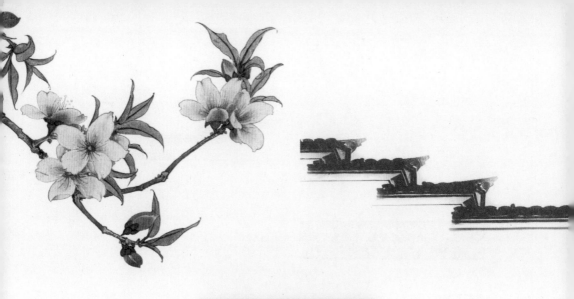

艾治百病

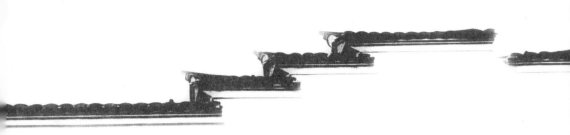

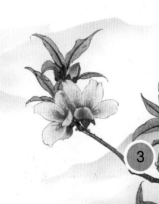

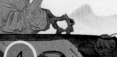

艾灸漫谈

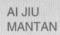

AI JIU
MANTAN

千古流传的神奇艾灸

火的发明，给人类的生活带来了巨大的变化。火可以用来做熟食物、取暖和带来光明，此外，火还有一个伟大的作用，那就是治疗与保健。

人类发明火以后，在烤食物或围火取暖时，难免会有被熏烤或灼伤的情况，但是有时这会使某些病痛减轻，甚至消除。这种意外的收获，使人们开始注意火烤对人身体的影响，于是人们开始有意识地点燃某种植物的茎叶，来熏烤身体的某些部位治疗疾病。经过日积月累的摸索，人们发现用不同的材料烤身体不同的部位，可以治疗不同的病，于是便产生了灸疗。

经过不断尝试，人们最终选择了易于点燃、火力温和、燃烧缓慢而且疗效显著的艾叶作为燃烧的材料，由此诞生了艾灸，并且一直沿用至今。

由于灸疗与针刺疗法同样是依据中医经络理论，通过刺激人体的一定穴位来治病，因此古今一直被合称为针灸。针灸的独特疗法以及神奇的功效，使其几乎成了

中医药科普读本 第一辑

艾生阳气

中医的象征。

由于灸疗取材简便，容易操作，效果显著，所以为历代医家所重视，被广泛应用与研究，并且得到了不断的发展。

1973 年湖南长沙马王堆汉墓出土的医书里就有灸疗的记载。而著名的《黄帝内经》则对灸疗进行了更为系统的论述，为针灸理论奠定了基础。

圣人孔子平时很注重艾灸保健。据记载，他平时没病也用灸疗来增强体质，身体强健了，所以能周游列国。

战国时期的著名医生扁鹊很擅长灸疗。有一次他路过虢国，用针刺与灸烫法使虢国太子起死回生。

东汉时期的名医华佗除了手术技术高超外，还擅长灸疗。他灸疗所使用的华佗夹脊穴一直被人们沿用至今。

魏晋时期皇甫谧的《甲乙经》总结了晋代以前针灸治病的临床经验，为针灸学的重要文献。

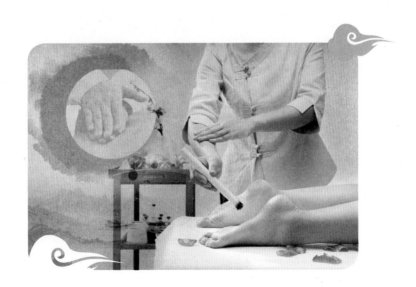

灸疗在唐代发展成为一门独立的学科。唐代著名医学家孙思邈，虽然被称为"药王"，但对灸疗也有深入的研究，并从中受益匪浅。孙思邈幼时多病，中年开始用灸法健身，93岁时仍然眼不花、耳不聋、神采奕奕，甚至年过百岁还能精力充沛地著书立说。孙思邈将灸法与药物结合，完善了隔蒜灸等灸法，还首次提出了"筒灸"的方法，为后世温灸器的发展奠定了基础。

明代是灸疗发展的高峰期，涌现出了许多针灸名家，在灸疗的方法、经脉理论等方面均有较大的发展。明代杨继洲的《针灸大成》是一部总结性的书籍，内容丰富，是一部非常有价值的针灸著作。

中华人民共和国成立后，在党和政府的大力支持下，各省市先后建立了许多针灸研究机构，整理了大量针灸古籍，并采用现代科学技术对灸疗的方法、原理进行研究，并研制了多种灸疗器具，使灸疗学得到了空前的发展。

艾灸由于其应用广泛，操作简单，因此很快便传向世界。公元4世纪时，灸疗法传到日本，被普遍应用，代代相传。以后灸疗法又传到朝鲜半岛、东南亚、印度及欧洲等地。到现在，灸疗法已传入世界许多国家和地区，得到了广泛的应用和发展。可以说，灸疗法不仅造福炎黄子孙，还为世界人民的健康医疗事业做出了很大的贡献。

艾灸治病的原理

顾名思义，艾灸，就是用艾草来烤。艾灸治病就是用野生艾叶制成艾绒，并做成一定的形状，如捻成上尖下圆的艾炷，将其放在人体的一定部位上，燃烧艾炷，借助艾火发出的特有气味与温和热力的刺激，熏烤人体特定的经络穴位，促使血液循环通畅而达到祛病的效果。由此看来，艾灸的过程比较像香熏的过程，只是燃烧的是艾叶而不是香料。

由此可以看出，艾灸的过程就是给人体以红外线的方式输入热量。而艾叶燃烧时产生的红外线易于被人体吸收，作用的深度也比较深，因此对人体产生的作用比较大。

中医理论告诉我们，人体的许多功能都需要阳气的驱动，这种阳气就像是一种活力，不但能增强人身体的机能，还能起到调理身体、驱除病痛的作用。而艾灸给人体输入的热量，就相当于输入了阳气，因此艾灸就可以起到祛病强身的作用了。

艾灸对人体的作用

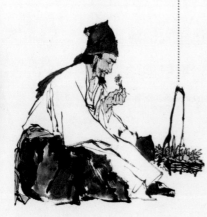

由于艾灸操作简便、效果显著，因此从古至今一直被人们广泛使用。艾灸的作用可概括为四个方面。

一、艾灸有疏通经络，祛湿除寒的作用

由于艾灸所产生的红外线易于被人体吸收，所以艾灸的热力容易透进人的肌体里去，疏通经络，祛除侵入身体里的湿寒，温暖全身。根据医学理论，人体内的气血在温暖时就运行得好，而有寒气时则运行不畅，因此可以通过温热的方法将寒气祛除，让气血在良好的状态下运行。而艾灸恰恰能起到这些作用。

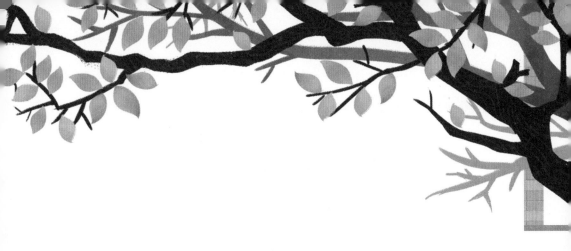

二、艾灸有行气活血，消除瘀肿、结块的作用

艾灸产生的热力能使气血运行得更为顺畅，舒筋活血，使身体机能更调和，因此能起到消除瘀肿和结块的作用。

三、艾灸有温补中气、提升阳气、治疗因阳气不足而导致的疾病的作用

中医理论告诉我们，中气有帮助食物消化吸收、营养肌体的作用。所以，中气足，脾胃的功能就健旺，反之，人体则会因为脾胃功能虚弱而导致各种疾病。而艾灸能以其温和的热力来补充人体的中气，从而促进脾胃功能的改善，以消除相关疾病。

中医理论还告诉我们，阳气是人体各项生理功能的原动力。所以阳气不足时，人的各项生理功能就低下，严重时会虚脱，甚至危及生命。由于艾灸能给人体补充

阳气，因此可以治疗因阳气不足而导致的某些疾病，甚至能挽救这类危重病人的生命。

四、艾灸有预防疾病、保健强身的作用

古代医学家曾说过，人在没病时，经常灸足三里、关元等穴位，虽然不见得能长生不老，但是却能够强身健体。

人体的某些穴位对人的生命有着重要的作用，可以增强生理机能、提高防病抗病能力、培养生命根本的元气。所以通过艾灸这些穴位，就可以实现预防疾病，保健强身，延年益寿的作用了。

从现代医学的角度看，艾灸有以下几方面作用。

（1）艾灸具有调整和增强肌体免疫功能的作用；

（2）艾灸时产生的烟可以抑制细菌的生长；

（3）艾灸可以促进造血系统的功能，并可分解脂肪，降低血脂；艾灸可改善心脏功能，调整血流，改善微循环；

（4）艾灸可以调整胃肠功能，促进消化吸收；

（5）艾灸可以改善生殖系统功能；

（6）艾灸还有抗癌及止痛作用。

通过以上叙述可以看出，艾灸对人体的作用很多，而且也很重要。可以说，艾灸是人类宝贵的财富。

艾灸的注意事项

艾灸虽然操作简便，效果明显，可以作为平时经常采用的治疗方法，但是有些注意事项还是应该了解，以避免发生不良后果。

一、实施艾灸时的身体位置

由于艾灸主要是通过温热穴位起治疗作用，因此施灸时取穴是否准确则直接影响效果，所以在施灸前必须选好体位，然后准确地找到穴位。多个穴位一同施灸时，可用彩笔在皮肤上给穴位做一下标记。因为体位的改变会使穴位因骨骼、肌肉的牵动而改变位置，因此在施灸时不可移动体位，以免影响灸疗效果。施灸取穴时，体位应平直，或俯卧，或仰卧，或侧

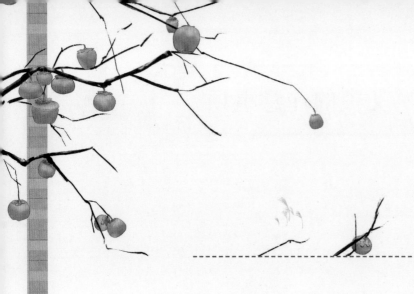

卧，或坐位，以防艾炷放不平，导致燃烧时火力不集中，热力不能渗透肌肤而降低疗效。另外，放不平的艾炷也容易滚下，烫伤皮肤，从而达不到预期的疗效。

二、施灸的顺序

施灸的顺序一般是从上到下，先背部后腹部，先头身后四肢。

三、灸量的多少

施灸量的多少，以艾灸的壮数来计算。每燃尽一个艾炷，称为一壮。小炷如麦粒，中炷如半截枣核，大炷如半截橄榄。艾炷无论大小，其直径与高度都大致相等。直接灸时以小艾炷或中艾炷为主，间接灸时，以中艾炷或大艾炷

为主。治疗时要根据具体情况决定施灸的刺激量。一般地说，凡是新病、体质强壮者艾炷宜大，壮数宜多；久病、体质虚弱者艾炷宜小，壮数宜少。从部位来说，胸部不宜用大艾炷，四肢末端、皮肉浅薄处要少灸；腹背及肌肉丰厚处则可多灸。给妇女、儿童施灸时，艾炷宜小。其他灸法的施灸量可以参考艾炷

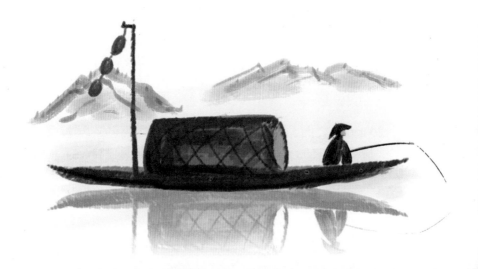

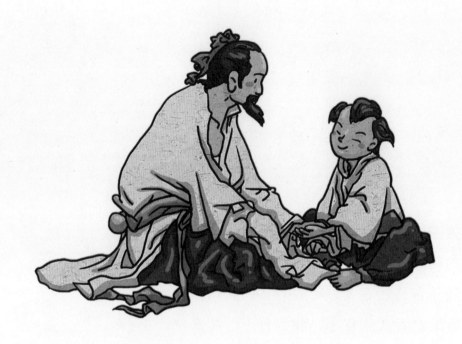

灸法。艾条灸、温灸器灸一般都以时间计算。太乙针、雷火针则以熨灸的次数计算。

四、禁灸的部位和穴位

1.由于施灸属于温热刺激，为体内输送热力，所以在提升体内阳气的同时，也会对阴性方面造成一定的影响，因此有发热、阴虚之类情况时，一般认为不可施灸。

2.心脏、面部、五官和大血管的部位，以及妇女妊娠期的小腹部、乳头、阴部等都不宜施灸。

3.一些中医文献记载有部分穴位禁止施灸。《甲乙经》记载的禁灸穴位有24处，即头维、承光、风府、脑户、哑门、下关、耳门、人迎、丝竹空、承泣、白环俞、乳中、石门、气冲、渊腋、经渠、鸠尾、阴市、阳关、天府、伏兔、地五会、瘛脉。《针灸大成》记载的禁灸穴位有45处，这些穴位都分布在头面部、重要脏器和大血管附近，以及皮薄肌少筋肉结聚的部位。因此，对这些部位尽可能避免施灸，特别是瘢痕灸应更加注意。

现代中医禁灸的穴位有：经渠、禾髎、迎香、承泣、四白、人迎、乳中、冲阳、极泉、睛明、攒竹、眉冲、承光、丝竹空、瞳子髎。孕妇慎用曲骨、中极、关元、石门及小腹部穴位。

4.极度疲劳、过度饥饿、大渴、醉酒、大汗淋漓者及妇女月经期不宜施灸。

对于古人提出的禁灸穴位，应灵活机动，酌情施行。在实践中，有的穴位灸后疗效很好，并没有发生意外。当然，要用温和灸法，用艾条灸、间接灸等。

五、灸疮的处理

古人善用瘢痕灸而形成的灸疮，认为这是治疗上的需要。只有艾炷直接着肤灸后产生的灸疮才能达到治疗作用。不过要达到治病目的，不一定要形成灸

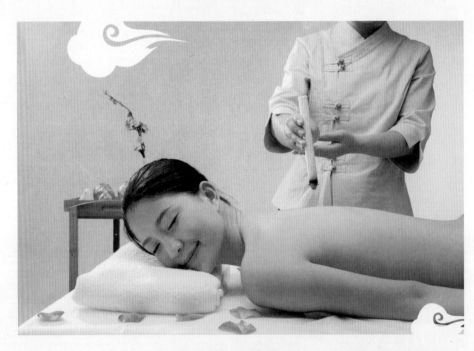

疮。艾炷非瘢痕灸，或隔物灸，或后人改制成的艾条温和灸等都能达到治疗目的，而且效果甚佳。

艾炷着肤施灸后，局部皮肤都有红

中医药科普读本 第一辑

艾生阳气

晕、灼热感，这属正常现象，无须处理。经数小时后即可消失，或遗留黄色瘢痕。

1. 产生灸疮的原因：灸疮是因灸后起疱所致。其原因是：①艾炷捻得太松，燃烧时部分掉落到皮肤上。②艾炷大而壮数多。③起疱后被抓破致感染。

然而灸后起疱，只有化脓后才能形成灸疮。《中国针灸学》云："直接施灸，不论壮数多少，必起一水疱，水疱不论大小，若以其有痒感而抓破之，则化脓菌易于潜入，遂引起化脓……灸后水疱大者，其内部组织为灸火所伤，引起炎症，分泌物增多，贮留于疱皮之下，易于擦破，即引起化脓之症状。"这说明疱后化脓是因疱破感染所致。

2. 灸疮的防止与处理：①首要是艾炷要捻紧，不要用大艾炷直接施灸。②适量控制施灸量和施灸时间。③起疱后，要保持局部清洁，小疱可自行吸收，感到痒时，绝对不可抓破。这样可防止灸疮的发生。若水疱较大，可用消毒针管抽出疱液，并做好消毒。若偶因不慎将疱擦破，应即刻消毒并严密包扎，这样则一定不会导致化脓溃烂。.

若灸火较重，发了灸疮，应进一步处理。

（1）除将疱液抽出外，还要注意保护灸

疮，避免感染。可用赤皮葱、薄荷各适量煎汤，趁热淋洗灸疮周围，然后涂上生肌玉红膏，促进结痂。

（2）一旦灸疮感染化脓，应用抗菌药物进行治疗。若疮愈后，新肌黑色不退，可以用桃枝嫩皮煎汤清洗。若灸疮发黑并有溃烂，可用桃枝、柳枝、芫荽各等份煎汤清洗；如灸疮痛得难以忍受，可用桃枝、柳枝、芫荽、黄连各适量煎汤清洗，即可止痛；灸疮久不收口，多为气虚，可服内托黄芪丸；天热时，灸疮之分泌物（液）较多，应常用干净的纸或消毒棉擦干，切不可用凉水冲洗；因天冷会导致肉芽不易生长，可以用葱汤淋洗其周围。灸疮脱痂后，除用桃、柳枝汤清洗外，还应保护局部皮肤，使其免受风寒侵袭。

六、出现不良反应时的处理方法

绝大多数病人在艾灸后都会感觉到轻松愉快，病痛有明显的减轻。艾灸后局部出现充血、皮肤温度升高都

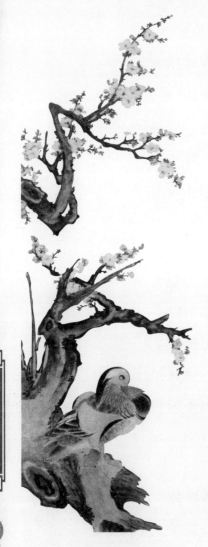

属于正常的现象，有的人甚至会出现青紫的瘀斑。

在施灸过程中，有极少数病人会出现不良反应，如昏迷、疼痛加重等，当出现这些症状时应采取相应的措施。

有的患者患病时间较长，体质过于虚弱，对疼痛非常敏感，有的患者过于饥饱，艾灸时精神过度紧张，加之艾灸的火力过重，致使患者容易出现短暂性昏迷。在施灸过程中，若患者出现头晕、眼花、心慌气短的感觉时，应立即停止施灸，让患者卧床休息，并用大拇指轻按患者的内关穴；对于饥饿所致者，应让其吃些甜食；对于已昏迷的患者，可采取急救措施，用手指

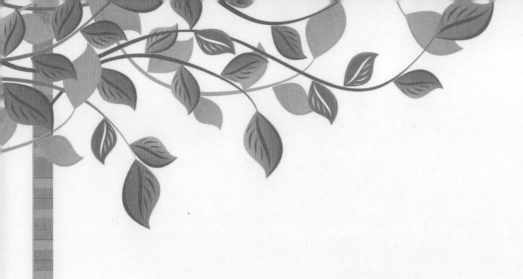

捏掐人中、中冲，并在胸部用手掌轻柔，以利于血液的循环。

为防止发生昏厥，对体质虚弱、神经衰弱的患者，治疗时火力宜小；对精神紧张的患者应消除其思想顾虑；饥饿的患者应先进食或喝些糖水。

对腰痛、腿痛、背痛等症状，如果艾灸过重，或第一次艾灸，疼痛有可能会加重，一般情况下，痛感会在一两天后消失，原来的病症也有可能一起消失。当然，施灸时，手法应轻柔，以患者感觉不是非常痛苦为宜。

病人的体位不舒适、艾灸火力过猛或患者肌肉紧张可能会造成肌肉损伤或岔气，当岔气时，要配合病人呼吸做牵拉上肢、推压后背的运动，以减轻痛感。

艾灸常识

AI JIU
CHANGSHI

艾灸法

这里所说的灸，是指施灸时所用的材料，即"灸材"，而灸疗（法）是指用于防治疾病、保健强身的治疗方法。灸的制作离不开灸材。灸材在自然界中广泛存在，如灯芯草、桃枝、桑枝等，但最主要的是艾叶制成的艾绒。

凡以艾叶为主要施灸材料的各种灸疗方法，均属于艾灸法。其在临床上的应用最为广泛。根据操作方式的不同，艾灸法又可分为艾炷灸、艾卷灸、温灸器灸、温针灸等。

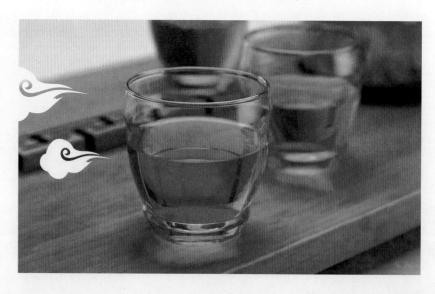

艾叶的化学成分，主要为含氮有机物、碳氢化合物，此外，还有钾、钠、钙、铁、铝、镁等元素，还有水分和挥发油，又含有软脂酸、硬脂酸、维生素 A、维生素 B、维生素 C、维生素 D 等。

以艾叶为灸材的制作，先应对艾叶进行加工，制成细软的艾绒。艾绒具有明显的优点：便于搓捏成大小不等的艾炷，易于燃烧，气味芳香，取用方便；加工后的艾绒燃烧时热力温和，能穿透皮肤直达深部组织，能更好地发挥灸疗的作用。

春夏之间是采集新鲜肥厚艾叶的最佳时间。采集后，将艾叶置于日光下曝晒，干燥后放入石臼中捣碎，筛去叶梗、泥沙与其他杂质，然后再晒，再筛，反复多次后便成白净细软的艾绒。艾绒以陈久耐燃者为上品。平时应将其放置在干燥的容器内，以防其受潮或霉烂。

艾绒也可制成最为常用的艾卷，即用细软的桑皮纸卷紧艾绒，制成长 20 ~ 25 cm，直径 1.5 cm 的圆柱。艾卷应密封保存，防止潮湿和霉变；应不定期、反复曝晒，以确保艾绒的质量。需要注意的是：制作艾卷时一定要卷紧，否则燃烧时易掉下火星，导致灼伤皮肤、衣物等。

一、艾炷灸

艾炷灸包括直接灸与间接灸两种。古代一般采用直接灸，后来才发展为各种各样的间接灸。艾炷是指将制备的艾绒做成圆锥形的大小不等的艾团。每燃尽 1 个艾炷，称为 1 壮。施灸时，以艾炷的大小和壮数的多少来掌握刺激量。

　　制作艾炷时，一般用手捻。须将艾绒搓紧，捻成上尖下大的圆锥形，以便于平放在穴位上。近年来临床用于直接灸的艾炷，大都是采用特制的器械按压加工，制作出来的艾炷不仅艾绒紧密，大小一致，使用起来也非常方便（图1）。

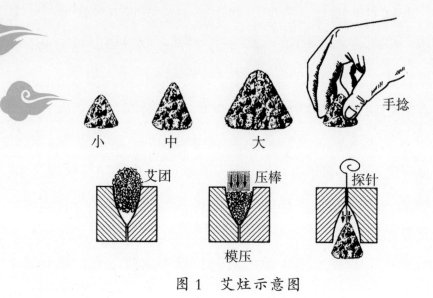

小　　中　　大　　手捻

艾团　　压棒　　探针

模压

图1　艾炷示意图

（一）直接灸

艾炷直接灸可分为发疱灸、瘢痕灸和无瘢痕灸3种。

1. 发疱灸

　　一般采用麦粒大小的小艾炷，将其点燃后对准穴位，待患者出现灼痛感后再继续施灸3～5秒即可。此时皮肤可见黄斑，1～2个小时后，皮肤就会发疱。不必挑破疱皮，待其自然吸收。该法适用于体质虚弱者。

2. 瘢痕灸

亦称"化脓灸"，是采用黄豆或枣核大小的艾炷，直接置于穴位上施灸，皮肤局部组织经烫伤后产生无菌性化脓，形成"灸疮"。能否形成灸疮是衡量疗效好坏的关键。此法对支气管哮喘、慢性胃肠病、体质虚弱、发育障碍等有较佳的疗效。

灸疗方法：因灸疗时需要安放艾炷，且治疗时间较长，因此要特别注意患者体位是否平正与舒适。应在体位摆正后，再在相应部位施灸。艾炷要求做得紧实些，除单纯采用细艾绒外，还可在艾绒内加入一些芳香性药末，如丁香、檀香、木香、肉桂、细辛等，以利于热力的渗透。在安放艾炷前，可在穴位上涂搽大蒜汁或凡士林，以增强黏附力及刺激作用。放好后点燃艾炷，待患者感觉灼痛时，施灸者可在穴位周围用手拍打穴区四周的皮肤以减轻痛

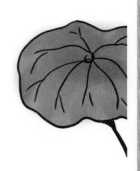

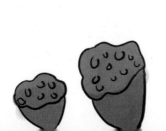

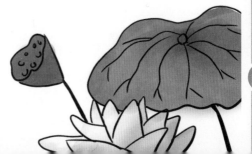

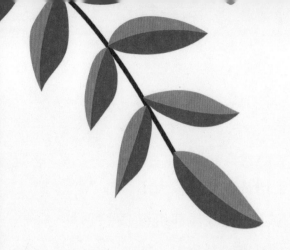

感。灸完1壮后，用纱布蘸冷开水擦净所灸穴位，再按前法继续施灸。通常每次可灸3～5壮。

灸满壮数后，在所灸的穴位敷贴小膏药，可每日换贴1次。数日后，所灸穴位逐渐出现无菌性化脓反应。如脓液较多，应及时更换膏药。1个多月后，灸疮便会结痂脱落，而局部则遗留瘢痕。

《针灸资生经》一书有载："凡着艾得疮，所患即瘥，不得疮发，其疾不愈。"可见，灸疮的发和不发与疗效有着非常密切的关系。灸疮是局部组织经烫伤后产生的化脓现象，有治病保健作用；但应注意的是，身体过于虚弱，或有糖尿病、皮肤病的患者不宜使用此法。

灸疮化脓期间，局部要保持清洁，避免污染，同时应增加营养，促进灸疮的正常透发，以提高疗效。该法适用于支气管哮喘、肺结核、颈淋巴结结核（瘰疬）等。若灸疮被污染，或

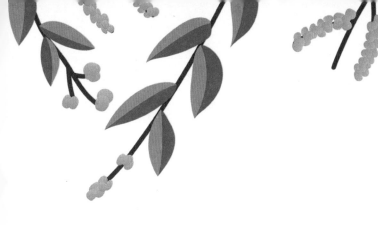

并发其他炎症时，无色或白色的渗出通常会转为黄绿色的有菌性脓。

3. 无瘢痕灸

艾灸时温度以达到温烫而不致形成灸瘢痕者，称为"无瘢痕灸"。采用较小的艾炷置于相应穴位上，点燃后，不等艾火燃至皮肤表面，而是当患者感觉较烫时，或稍感觉灼痛时即用镊子将艾火夹走或压灭。连续施灸 3～5 壮，以局部皮肤出现轻度红晕为度。该法适用于虚寒证患者，因其不遗留瘢痕，所以易被患者所接受。

无瘢痕灸法常用的是麦粒灸，也就是将麦粒大小的艾炷置于穴位上直接施灸。先在穴位上擦上一层凡士林，使艾炷能黏附皮肤不致脱落，点燃艾炷后，在穴位周围轻轻拍打，以减轻灼痛感。因艾炷较小，且灼痛时间很短，因此患者易于接受。一

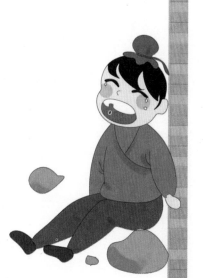

般可灸 3 ～ 7 壮，以灸至局部皮肤出现红晕、无皮肤灼伤为度。施灸后不用贴膏药。该法适用于血虚、眩晕及皮肤疣等患者（图2）。

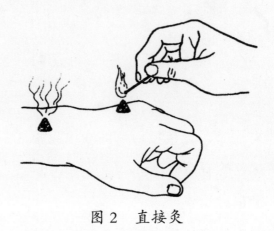

图 2　直接灸

（二）间接灸

间接灸又称间隔灸或隔物灸，是指在艾炷与皮肤之间放一层药物，施灸时发挥艾灸与药物的双重治疗作用，以充分提高疗效。该法主要适用于慢性病及疮疡的治疗。临床上根据所隔药物的不同，常有以下几种灸法（图3）。

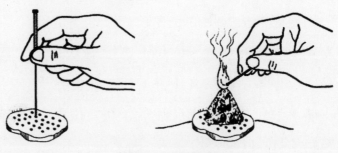

图 3　隔物灸

艾生阳气

1.隔姜灸

将生姜切成厚度为 3 mm 左右的薄片，用针在姜片上扎些小孔，置于穴位上，再于其上置艾炷施灸。患者感觉局部灼热难忍时，可用镊子将姜片向上提起，稍做停顿后再放下施灸，反复进行至局部出现红晕为度。该法具有简、便、廉、效的特点，应用范围非常广泛。每次可灸 3～5 壮，可根据病情多次进行。临床适用于虚寒性病证，如呕吐、泄泻、痹证、关节酸痛等。

2.隔蒜灸

将鲜蒜最好是独头大蒜，切成厚度为 3 mm 左右的薄片，用针在蒜片上扎些小孔，放于穴位上，其上再置艾炷施灸。每穴每次可灸 5～7 壮。因大蒜液具有较大的刺激作用，因此施灸后往往会引起发疱。该法适用病症历代文献记载较多，如治疮毒（《医宗金鉴》）、瘰疬（《千金方》）、痈疽肿毒（《医学入门》）等。此外，该法还可用于治疗肺结核、毒虫咬伤、腹中积块等。

3. 隔盐灸

施灸前，先将干燥的盐末放入脐中，填平脐孔，其上放置姜片，姜片上再放置艾炷施灸。该法适用于治疗急性腹痛、呕吐、泄泻、痢疾、四肢厥冷、虚脱等。

4. 隔葱灸

将鲜葱平敷于脐周，其上放置几个较大的艾炷，将艾炷同时点燃施灸，1次可各灸3～5壮，多次施治。该法适用于治疗虚寒性腹痛、消化不良、肠道胀气、肠胃功能失调、尿闭等病症。

5. 隔胡椒饼灸

取胡椒适量，研成细末，并用黄酒调制成1元硬币大小的胡椒饼，中央用手指按成凹陷，其内放置少许麝香、肉桂、丁香等药末后，上置艾炷施灸。该法适用于治疗风湿痹痛、局部麻木不仁等。

6. 隔附子饼灸

施灸前，将附子切成厚度为 3 mm～5 mm 左右的薄片，用针扎数孔，置于施灸部位，其上再放置较小的艾炷施灸。该法适用于治疗痈疽初起。若用于治疗疮疡久溃不敛、阳痿、早泄等病症，则取附子末与黄酒调制成1元硬币大小的附子饼，中间扎以小孔，其上放置艾炷施灸。由于附子辛温大热，具有温肾补阳的功效，故可治疗各种阳虚病证。

7. 其他间接灸

还有隔豆豉饼灸、隔黄土饼灸、隔巴豆饼灸、隔古钱币灸以及隔香附饼灸等数种方法。灸治方法大同小异，临床可根据药物的功能对证选用。

二、艾条灸疗

艾条灸，又称"艾卷灸"，是将艾绒卷成直径约1.5 cm，长约20 cm的圆柱状艾卷施灸。艾卷条以卷得均匀结实为佳。施灸时，按照操作方法又可分为悬起灸和实按灸两种。艾卷灸疗，通常分为温和灸、雀啄灸和回旋灸3种。如将干姜、丁香、肉桂等药末混在艾绒内制成艾卷时，则称为"药艾卷灸"，又称"太乙神针灸"或"雷火神针灸"（图4）。

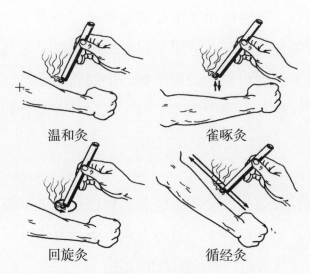

温和灸　　　　　　　　　雀啄灸

回旋灸　　　　　　　　　循经灸

图 4　艾灸卷

（一）悬起灸

将点燃的艾条的一头悬在与施灸部位的皮肤保持一寸左右的距离，使患者有温热感而又不觉得灼痛的一种方法。分为以下几种。

1. 温和灸

将艾卷燃着的一端，在距离穴位表面 2～3 cm 的高度进行熏烤，当施灸部位出现温热舒适感时，固定不动，连续施灸 5～10 分钟，以局部出现温热潮红为度。该法具有温经通脉、祛寒散邪的功效，且无任何不良反应，故临床应用最为广泛。

2. 雀啄灸

将艾卷燃着的一端，在穴位上约 3 cm 处，作一起一落，忽近忽远的连续移动，如鸟雀啄食样，连续施灸 5～10 分钟，以局部出现温热潮红为度。此法适用于急救昏厥及小儿科病症。

此法热感较强，应注意防止烧伤皮肤。

3. 回旋灸

用点燃的艾卷一端与施灸部位皮肤距离 3 cm 左右，不固定地反复旋转施灸，以患者感觉施灸部位温热潮红为度。该灸法有利温热施灸部位的气血。该法主要适用于治疗病变范围较大的风湿痹痛、软组织损伤与皮肤病等。

4. 循经往返灸

用点燃的艾卷在患者体表，距离皮肤 3 cm 左右，沿经脉循行方向往返匀速施灸，以患者感觉施灸路线温热潮红为度。该灸法有利于疏通经络，激发经气。

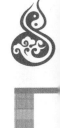

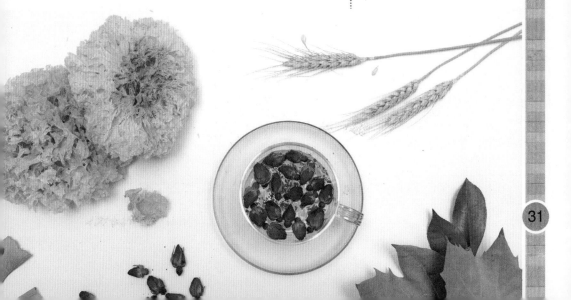

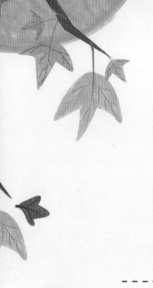

（二）实按灸

此法为药艾卷实按灸的简称。与艾条悬起相对应，是将药艾卷点燃后隔着数层粗布或绵纸，紧按于穴位或病变部位，使热力透入皮肉以治疗疾病的方法。根据临床的不同需要，艾条里加入的药物处方也不相同，如太乙神针、雷火神针等灸法。之所以称"针"，是因为操作时将点燃的药艾卷按压在治疗部位的方法很像针法（图5）。

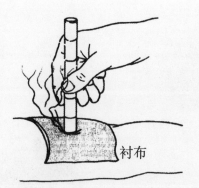

衬布

图5 实按灸示意图

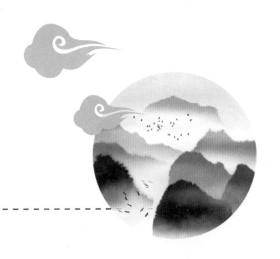

1. 雷火神针

雷火神针的优点是灸得快，省时间，面积大，有祛风散寒、温络之功。操作时，在施灸部位铺上 6～7 层棉纸或布，将艾条点燃，对准穴位直按其上，稍停 1～2 秒钟，使热气透达深部；若艾火熄灭，可再点再按，每次每穴约按灸 5～7 下，至皮肤发现红晕为度。民间常用的雷火神针药物处方有如下几种：①艾绒 30 克，乳香 3 克，没药 3 克，麝香 1.5 克，硫黄 3 克，雄黄 3 克，川乌 3 克，草乌 3 克，桃树皮 3 克（《本草纲目》）。②艾绒 60 克，乳香 9 克，麝香少许，沉香 9 克，木香 9 克，羌活 9 克，茵陈 9 克，干姜 9 克（《针灸大成》）。③艾绒 30 克，乳香 3 克，没药 3 克，麝香 1.5 克，硫黄 3 克，雄黄 3 克，川乌 3 克，草乌 3 克，桃树皮 3 克，辰砂 6 克（《种福堂公选良方》）。④艾绒 9 克，丁香 1.5 克，麝香 0.6 克（《外科正宗》卷三）。

2. 太乙神针

又称太乙针灸，是使用药艾条施灸穴位以治疗疾病的灸疗法。太乙，是尊贵的意思。太乙神针对于某些顽固疾病效果显著，故称为"神针"。太乙神针是在雷火神针的基础上进一步改变药物处方而成的，两者都是传统灸法的发展。太乙神针通用方：艾绒100克，硫黄6克，麝香、乳香、没药、松香、桂枝、杜仲、枳壳、皂角、细辛、川芎、独活、穿山甲、雄黄、白芷、全蝎各500克（韩贻丰《太乙神针心法》）。

三、艾熏灸疗

1. 烟熏灸

烟熏灸是将艾绒置于杯子内点燃，通过热烟熏灸一定部位而获取疗效。

2. 温灸器灸

温灸器灸是指采用一种特制的工具进行施灸的方法。温灸器种类繁多，亦可自制，一般多用金属制成圆形或方筒形，周围及底部钻有若干小孔。艾绒在筒内燃烧，使其热烟温熏穴位表面（图6）。该法主要适用于治疗慢性腰痛、腹痛、腹泻、痹症等病症。

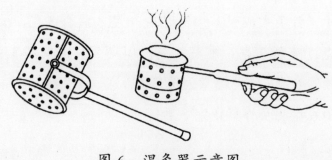

图6　温灸器示意图

人体经络及灸法常用穴位

经络是经脉和络脉的总称，是人体联络、运输和传导的体系。经，有路径的含义，经脉贯通上下，沟通内外，是经络系统中的主干；络，有网络的含义，络脉是经脉别出的分支，相对于经脉而言，稍显细小，但纵横交错，遍布全身。经络内属于脏腑，外络于肢节，沟通于脏腑与体表之间，将人体脏腑各组织器官联系成为一个有机的整体。因此，对人体起着非常重要的作用。

一、十二经及督脉、任脉

人体的十二经脉又被称为"十二正经"，可以说是经络的主干线，它就像人体中的河流，连接着五脏六腑，并滋养全

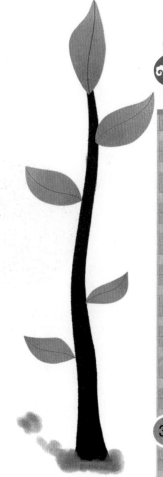

身。十二经脉对称地分布于人体的两侧，并分别循行于上肢或下肢的内外两侧。每一条经脉分别归于一个脏或一个腑。故十二经脉的名称包括三部分，即手或足经、阴或阳经、脏或腑经，如手太阴肺经。一般来说，手经行于上肢，足经行于下肢；阴经行于四肢内侧而属脏，阳经行于四肢外侧而属腑。下面，我们就具体介绍一下十二经脉在体表的分布。

头面分布：阳明经行于面部、额部；太阳经行于面颊、头顶及后头部；少阳经行于头侧部。躯干分布：手三阳经行于肩胛部；足三阳经则足阳明经行于前（即胸腹面）、足太阳经行于后背、足少阳经行于身侧面；手三阴经均从腋下走出；足三阴经则均行于腹面。循行于腹面的经脉，其排列顺序，

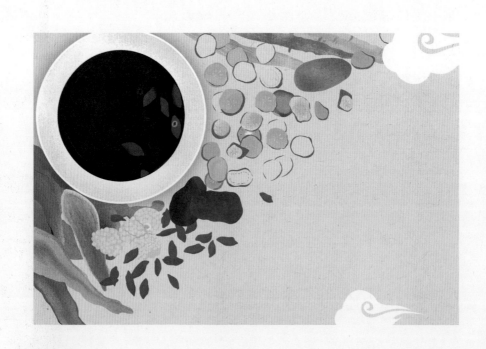

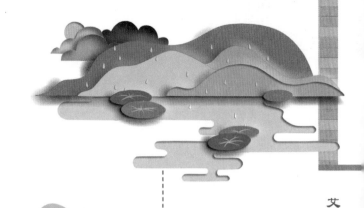

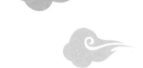

自内向外为足少阴经、足阳明经、足太阴经、足厥阴经。四肢分布：四肢内侧为阴，外侧为阳，各分三阴三阳。上肢内侧面前缘及大指挠侧端，为手太阴，内侧面中间及中指端，为手厥阴；内侧面后缘及小指挠侧端，为手少阴。次指挠侧端至上肢外侧前缘，为手阳明；无名指侧端至上肢外侧面中间，为手少阳，小指尺侧端至上肢外侧后缘，为手太阳。下肢外侧前缘及次趾外侧端，为足阳明；外侧中间及第四趾外侧端为足少阳，外侧后缘及小趾外侧端，为足太阳。大趾内侧端及下肢内侧中间转至前缘，为足大阴；大趾外侧端及下肢内侧前缘转至中间，为足厥阴；小趾下经足心至下肢内侧后缘，为足少阴。

任督二脉属于"经脉"中的"奇经"。因具有明确穴位，医家将其与十二正经合称为"十四经"。

肺经不通：怕风易汗，咽干咳嗽；过敏性鼻炎，皮肤干燥容易过敏；动则气短胸翳面色无华。

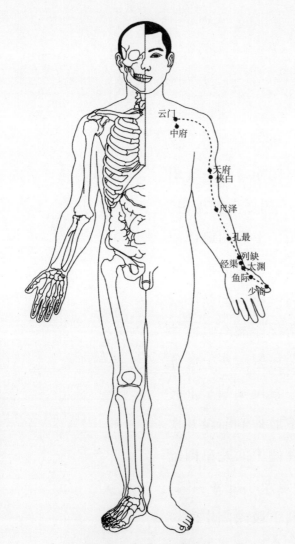

云门
中府
天府
侠白
尺泽
孔最
列缺
经渠 太渊
鱼际
少商

图7 手太阴肺经

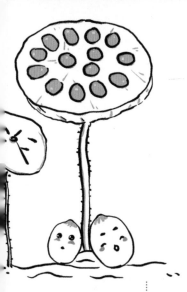

大肠经不通：
牙痛头痛，口干，
皮肤过敏；青筋斑
点多，肠胃功能减
弱；肩周痛，慢性
咽喉炎。

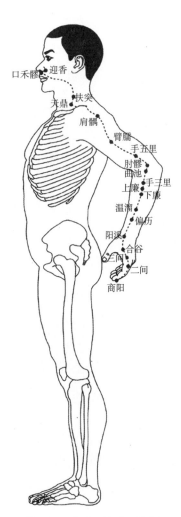

图 8　手阳阴大肠经

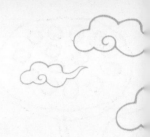

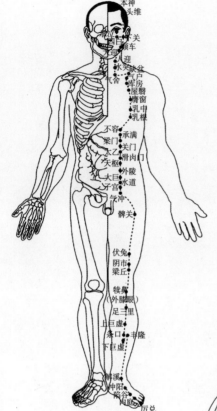

本神
头维
颌厌
悬颅
头临泣 下关
颊车
迎
水突 缺盆 盆
气舍 气户
库房
屋翳
膺窗
乳中
乳
不容 承满
梁门 关门
太乙 滑肉门
天枢 外陵
大巨 水道
子宫 气冲
髀关

伏兔
阴市
梁丘

犊鼻
（外膝眼）
足三里
上巨虚
条口 丰隆
下巨虚

解溪
冲阳 陷谷
内庭 厉兑

图 9　足阳阴胃经

胃经不通：咽喉痛，胃痛，怕热，消化不良；倦怠，膝关节酸痛，便秘；唇干舌燥，身体消瘦。

脾经不通：脘腹胀气，吸收不良，口淡；容易呕吐作闷，倦怠虚肥；头胀，头脑不清，湿重脚肿，便溏；关节酸胀，糖尿病。

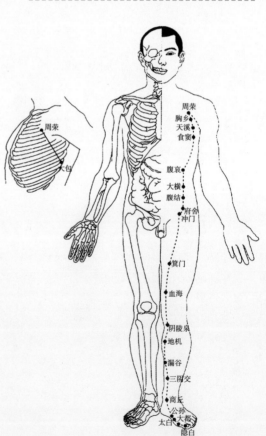

周荣
胸乡
天溪
食窦

周荣

大包

腹哀
大横
腹结
府舍
冲门

箕门

血海

阴陵泉
地机

漏谷
三阴交

商丘
公孙
大都
太白
隐白

图 10　足太阴脾经

中医药科普读本　第一辑

艾生阳气

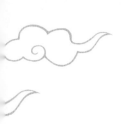

心经不通：心烦、心惊、心悸、
心闷、心痛；短气，上气有压力感，
忧郁易怒；口腔溃疡，口干口臭。

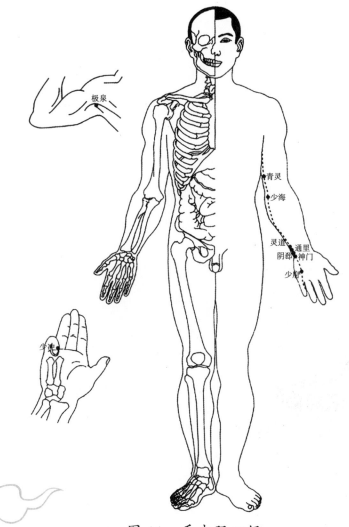

极泉

青灵

少海

灵道　通里
阴郄　神门
少府

少冲

图11　手少阴心经

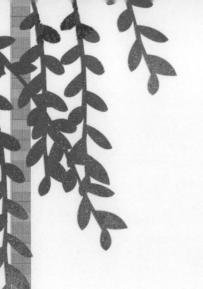

小肠经不通：小腹绕脐而痛，心闷，头顶痛；容易腹泻，手脚寒凉；吸收不良，虚肥；肩周炎。

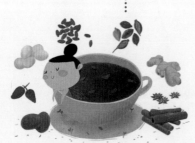

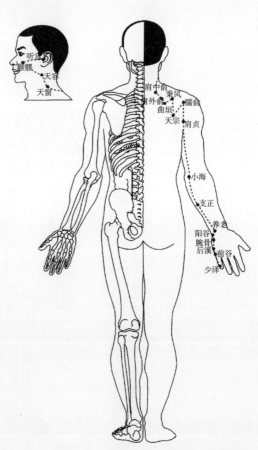

图 12 手太阳小肠经

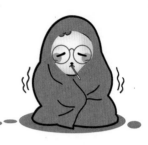

膀胱经不通：恶风怕寒，颈项不舒，
腰背肌肉胀痛；腰膝酸软，静脉曲张，
尿频尿多；尿黄，前列腺肥大。

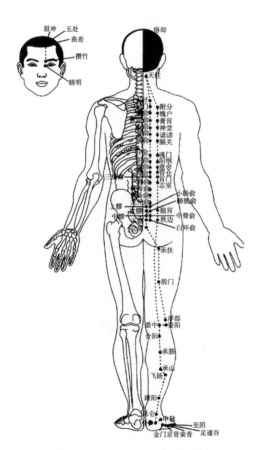

图13 足太阳膀胱经

肾经不通：手足怕冷，口干舌燥，腰膝酸痛，咽喉炎；月经不调，性欲减退；前列腺肥大，足跟痛，尿频尿少尿黄。

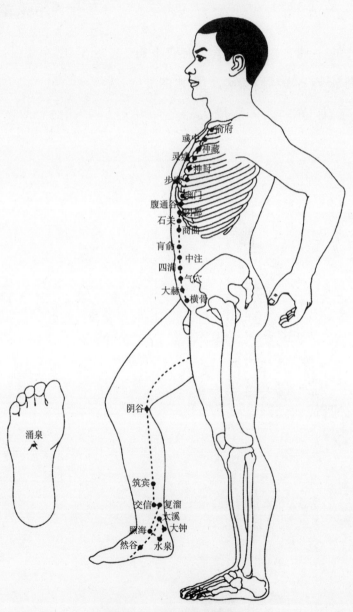

图14 足少阴肾经

中医药科普读本 第一辑

艾生阳气

心包经不通：失眠多梦易醒难入睡；心烦健忘，胸闷，口易干；还有神经衰弱。严重时会威胁生命。

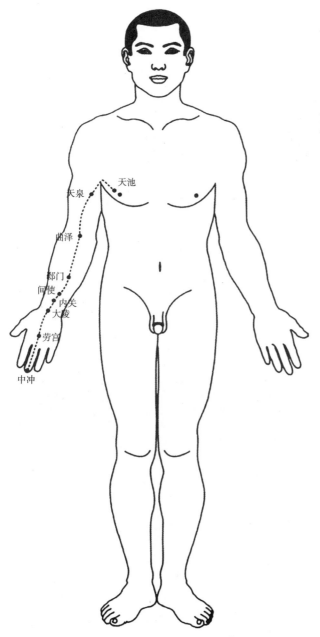

图 15　手厥阴心包经

三焦经不通：偏头痛，头晕耳鸣，上热又下寒；手足怕冷，易怒，皮肤易过敏；肌肉关节酸痛，全身无力，食欲不振。

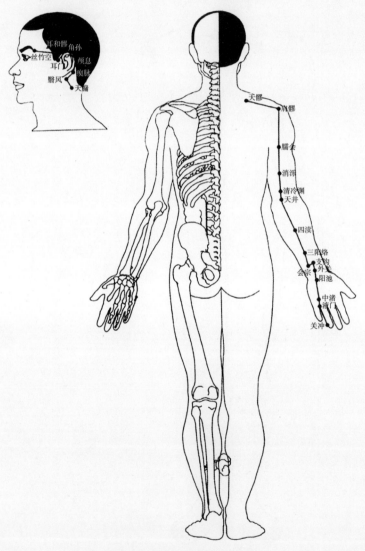

图 16　手少阳三焦经

艾生阳气

胆经不通：口干口苦，偏头痛，容易惊悸；善叹息，便溏便秘，皮肤萎黄；消化不良，关节痛脂肪瘤；痰湿结节积聚，因胆汁排毒代谢不良更容易生成结晶、结石。

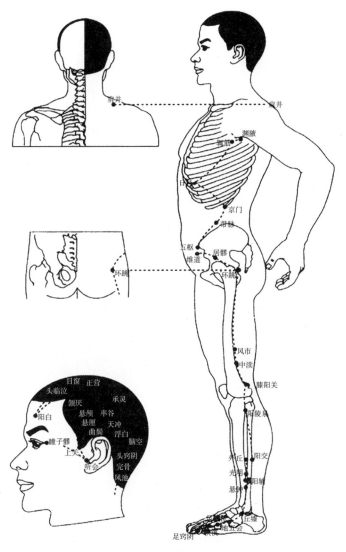

图 17　足少阳胆经

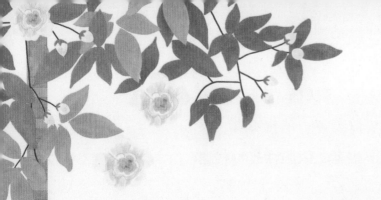

艾生阳气

肝经不通：口干口苦，情志抑郁，胸胁胀痛；眩晕，血压不稳，易怒冲动；皮肤萎黄，易倦乏力，前列腺肥大；月经不调，乳房疾病，小便黄。

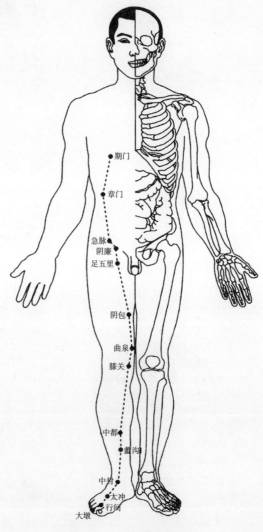

期门
章门
急脉
阴廉
足五里
阴包
曲泉
膝关
中都
蠡沟
中封
太冲
行间
大墩

图 18　足厥阴肝经

调节阳经气血，为"阳脉之海"：督脉循身之背，背为阳，说明督脉对全身阳经脉气具有统率、督促的作用。另外，六条阳经都与督脉交会于大椎穴，督脉对阳经有调节作用，故有"总督一身阳经"之说。

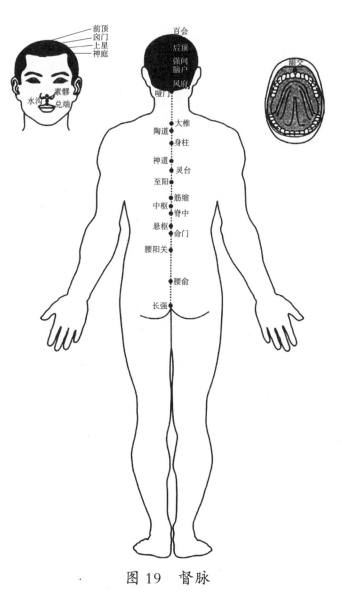

图 19　督脉

调节阴经气血，为"阴脉之海"：任脉循行于腹部正中，腹为阴，说明任脉对一身阴经脉气具有总揽、总任的作用。另外，足三阴经在小腹与任脉相交，手三阴经借足三阴经与任脉相通，因此任脉对阴经气血有调节作用，故有"总任诸阴"之说。

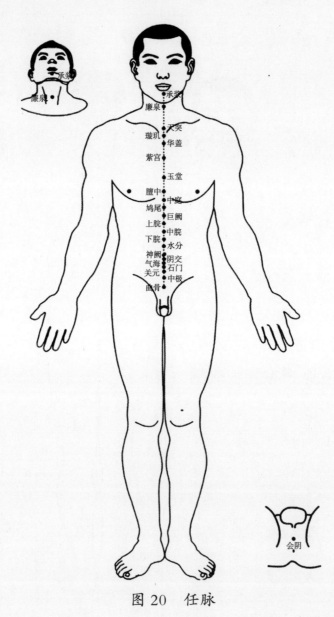

图 20　任脉

中医药科普读本　第一辑

艾生阳气

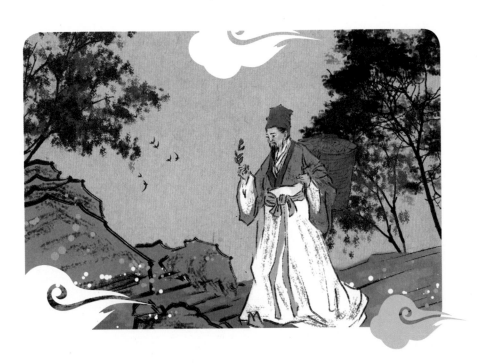

二、灸疗的取穴原则

艾灸治疗是通过对一定的穴位进行艾灸来完成的，作为针灸临床治疗的实施方案，配穴处方的得当与否，直接关系到治疗效果的好坏。选取适当的穴位是配穴处方的主要内容之一。人体共有361个经穴和众多的经外奇穴，每个穴位都有一定的特性，其主治功能不尽相同。因此，只有依据经络、穴位理论，结合临床具体实践，掌握选穴的一般原则，才能合理地选取适当的穴位，为正确拟定施灸处方打下基础。灸疗处方中穴位的选取，以脏腑经络学说为指导，以循经取穴为主，并根据不同证候选取不同穴位。因此，选穴原则主要包括近部取穴、远部取穴和随证取穴。

1. 近部取穴

近部取穴是指选取病痛的所在部位或邻近部位的穴位，这一取穴原则是因为穴位普遍具有近治作用的特点。其应用非常广泛，通常，症状在体表部位反映较为明显和较为局限的病证，均可按近部取穴原则选取穴位进行治疗。例如，鼻病取迎香，口病取颊车、地仓，胃病取中脘、梁门等，这些都属于近部取穴。

2. 远部取穴

远部取穴是指选取距离病痛较远处部位的穴位，这一取穴原则是因为穴位具有远治作用的特点。人体的许多穴位，特别是四肢肘、膝关节以下的经穴，不仅能治疗局部病证，而且还可以治疗本经循行所及的远隔部位的病证。在临床上远部取穴运用非常广泛，具体取穴时既可取所病脏腑经脉的本经腧穴，也可取表里经或其他相关经脉上的穴位。例

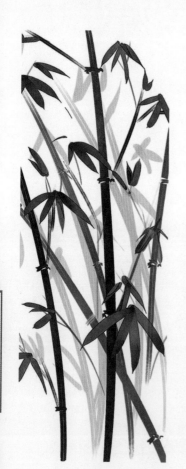

如，胃脘疼痛属胃的病证，可选取足阳明胃经的足三里，同时可选足太阴脾经的公孙（表里经），必要时还可加取内关（即其他相关经脉上的穴位）。

3. 邻近取穴

邻近取穴即在病变邻近的部位取穴，它是介于近部取穴和远部取穴之间的一种取穴方法。如胃痛取肝经穴位章门，眼部疾病取膀胱经的攒竹等。

以上这三种取穴方法，既可单独应用，也可相互配合应用。如胃病取中脘、章门（近取）、内关、足三里（远取）等。此外，某些疾病还可结合"左病右取，右病左取"的交叉取穴法。如左侧下牙痛、面瘫，可取右侧合谷；偏瘫，既可取有病一侧上下肢穴位，也可取相对一侧的穴位。

4. 辨证取穴

以上 3 种取穴规律属于辨位取穴。临床上除了辨位取

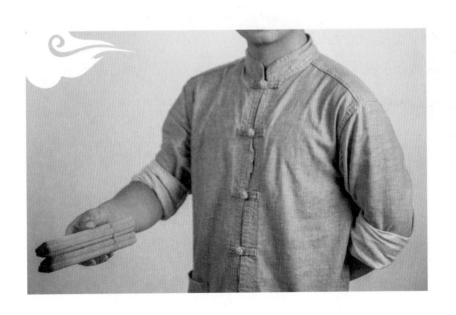

穴外，还有辨证取穴（或称对证选穴）。

辨证取穴是针对个别突出的症状，依据穴位的主治功能或根据临床经验而采用的选穴规律。如外感发热，取大椎、合谷以清热解表；昏迷急救取人中、素髎、内关以醒神开窍；无汗，取合谷以发汗；痰多，取丰隆以化痰等。又如因气病而引起的胸闷、气促等，取气会膻中；血虚或慢性出血疾病，取血会膈俞；筋病引起的抽搐、痉挛、宗筋不收等，取筋会阳陵泉；骨骼的病变和骨节痹痛等，取骨会大杼等。由于这种方式既是依据穴位的主治功能而进行，又是古今医家长期临床实践的经验总结，因此被广泛应用于临床。

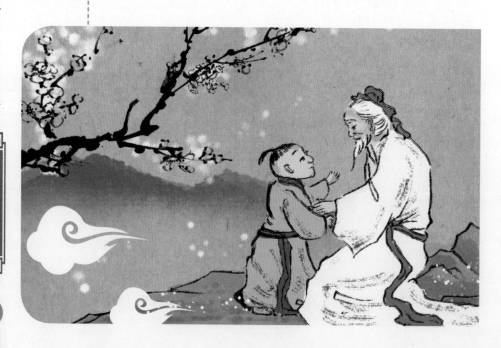

中医药科普读本　第一辑

艾生阳气

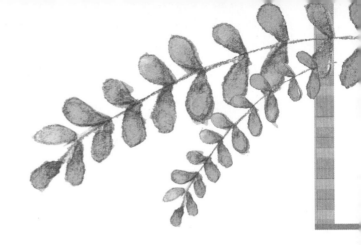

三、灸疗的常用配穴法

配穴方法是在选穴原则的基础上，选取主治相同或相近，具有协同作用的穴位加以配伍应用的方法。配穴是选穴原则的具体应用，配穴是否得当，会直接影响治疗效果。因此，历代医家都非常重视并总结出了多种行之有效的配穴方法，主要包括本经配穴、表里经配穴、上下配穴、前后配穴和左右配穴等。配穴时要处理好主与次的关系，坚持少而精的原则，突出主要穴位的作用，适当配伍次要穴位。

1. 上下配

上下配是指将腰部以上穴位和腰部以下穴位配合应用的方法。上下配穴法在临床上应用广泛，如治疗胃病取内关、足三里；治疗咽喉痛、牙痛取合谷、内庭；治疗脱肛、子宫下垂取百会、长强。此外，八脉交会穴配合应用等，也属于本法的具体应用。

2. 前后配

前指胸腹，后指背腰。选取前后部位穴位配合应用的方法称为前后配穴法，也被称为腹背阴阳配穴法。凡治脏腑疾患，均可采用此法。例如，胃病前取中脘、梁门，后取胃俞、胃仓。

3. 左右配

本法是指选取肢体左右两侧穴位配合应用的方法。临床应用时，一般左右穴同时取用，以加强协同作用，如心病取双侧心俞、内关，胃病取双侧胃俞、足三里等；中风出现面瘫、偏瘫、偏头痛、痹痛时，左右不同名穴位也可同时并用，如左侧面瘫，取左侧颊车、地仓，并配合右侧合谷等；左侧头痛，取左侧头维、曲鬓，并配合右侧阳陵泉、侠溪等。

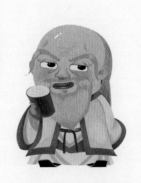

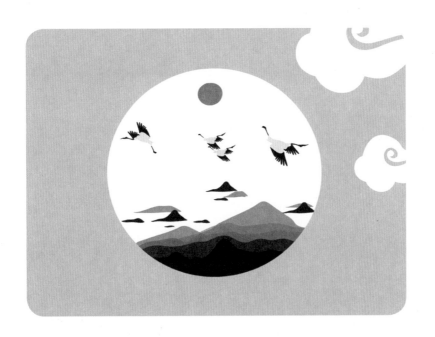

4. 三部配

三部配穴法是指在病变的局部、邻近和远端同时选穴、配伍成方的配穴法。它是一种综合配穴法，在临床上应用极为广泛。例如，胃病以腹部的中脘、梁门，背部的胃俞，四肢的内关、足三里相配；肩周炎以局部的肩三针、邻近的曲池、远端的阳陵泉相配；肝病以局部的期门、背部的肝俞、远端的太冲相配等。

5. 本经配穴法

当某一脏腑、经脉发生病变时，即选某一脏腑经脉的穴位。如肺病咳嗽，可取局部穴位肺募中府，同时远取本经之尺泽、

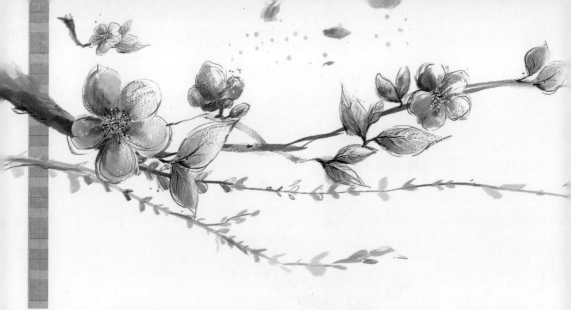

太渊，这就属于本法的具体运用。

四、穴位定位方法

穴位分布于人体各部分，如果没有一定的方法来度量、测定，就很难确定穴位的位置。临床上取穴是否准确，直接关系着治病的疗效。因此，只有掌握穴位的定位方法，才能准确取穴，提高疗效。穴位定位的方法一般分为骨度分寸法、手指同身寸法和简便定位法。

1. 骨度分寸法

骨度分寸法，古称"骨度法"，首见于《灵枢·骨度》篇。本法是以骨节为主要标志测量周身各部的大小、长短，并依其尺寸按比例折算作为定穴的标准。这种分部折寸的尺度一般应以患者本人的身材为依据，不论男女、老少、高矮、胖瘦均可以此为标准来测定穴位。临床应用时常把取穴部位骨节两端的长度（尺寸）折成为一定等分，每1等分为1寸, 故有人又将其称之为"指测等分定位法"。

不论成人、儿童或身材高矮、胖瘦均适用于这种方法。这里所说的"寸", 其实是一种比例关系, 所以对于身材不同的人而言, 取穴时所用的"寸"是不一样的, 请勿将它与长度的"寸"相混淆（图21、图22）。

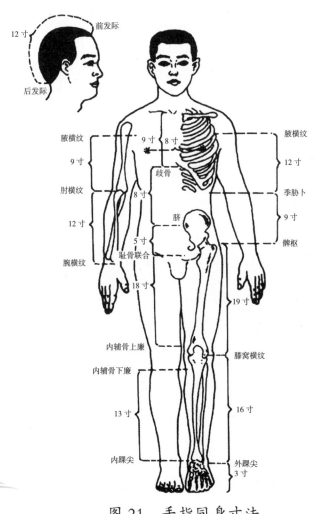

图21　手指同身寸法

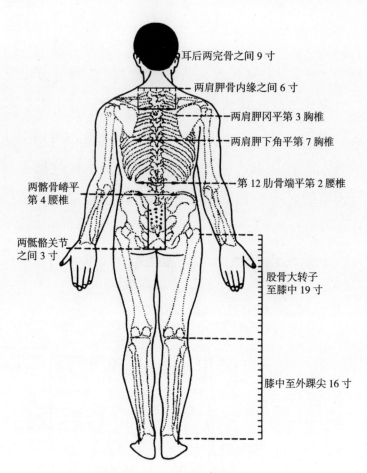

耳后两完骨之间 9 寸

两肩胛骨内缘之间 6 寸

两肩胛冈平第 3 胸椎

两肩胛下角平第 7 胸椎

第 12 肋骨端平第 2 腰椎

两髂骨嵴平第 4 腰椎

两骶髂关节之间 3 寸

股骨大转子至膝中 19 寸

膝中至外踝尖 16 寸

图 22　手指同身寸法

2. 手指同身寸法

手指同身寸法也是一种以比例关系取穴的方法，这里的寸同样也是一种大致的比例关系，这种方法较简单，但没有骨度法准确。指寸法是以受术者手指的长度和宽度为标准比量取穴的一种方法，又称"指寸法"。如以中指第 1 节和第 2 节横纹头之间的距离为 1 寸，以拇指关节之间宽度为 1 寸，以拇指以外的四指并拢为 3 寸（图 23）。

中医药科普读本　第一辑

艾生阳气

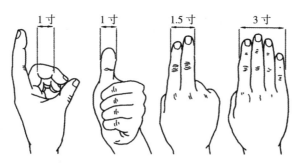

1寸　　1寸　　1.5寸　　3寸

图 23　手指同身寸法

使用手指比量法时，医者必须参照患者手指大小，在骨度分寸的基础上来运用，既不能连续采用本法选取某一个穴位，也不能应用本法量取全身各部穴位，否则会因长短失度而影响取穴的准确性，这些在取穴位时一定要注意。

五、艾灸常用穴位及功能

头面部

◎大椎穴

【定位】第 7 椎棘突下凹陷中。

【功效】振奋阳气、强壮保健。

◎下关穴

【定位】在面部耳前方，当颧弓与

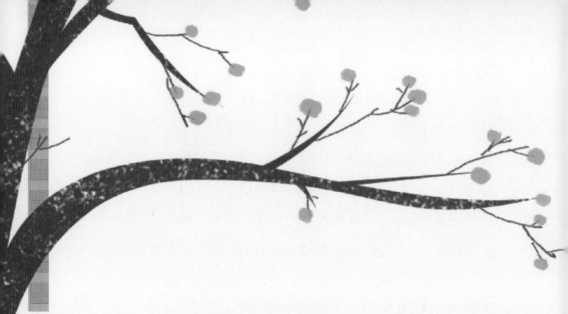

下颌切迹所形成的凹陷中，张口时隆起；正坐或仰卧，闭口取穴，左右各 1 个。

【功效】疏风清热止痛，主治牙痛、面痛。

◎天柱穴

【定位】后发际正中旁开 1.3 寸，左右各 1 个。

【功效】疏风清热、通经活络，主治头顶强痛、肩背痛。

◎太阳穴

【定位】在耳郭前面，前额两侧，外眼角延长线的上方，左右各 1 个。

【功效】缓解疲劳、清神醒脑，治疗头痛、头晕。

◎水沟穴

【定位】该穴位于人体的上属上中部，人中沟

的上 1/3 与中 1/3 的交点。

【功效】主治中风、昏迷、晕厥，中暑等急危重症。

◎风池穴

【定位】在项部，当枕骨之下，与风府相平，胸锁乳突肌与斜方肌上端之间的凹陷处，左右各 1 个。

【功效】醒脑开窍、疏风清热，主治中风、眩晕。

◎风府穴

【定位】后发际正中直上 1 寸，枕外隆凸直下凹陷中。

【功效】祛风要穴之一，内中风及外风所致病症均可选用。

63

◎四神聪穴

【定位】经外穴。在头顶部，当百会前后左右各1寸，共4穴。

【功效】主治头痛、眩晕、失眠、健忘。

◎头维穴

【定位】头侧部，当额角发际上0.5寸，头正中线旁4.5寸，左右各1个。

【功效】主治头痛、眩晕、目痛等。

◎印堂穴

【定位】位于前额部，当两眉头间连线与前正中线之交点处。

【功效】主治头痛、眩晕等。

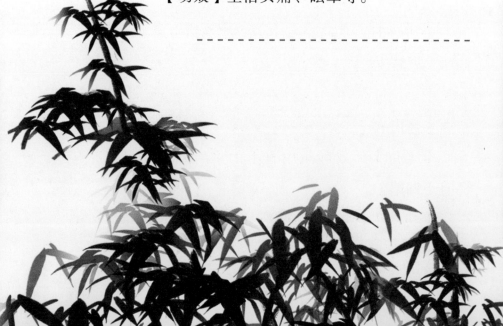

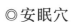

◎安眠穴

【定位】在翳风穴与风池穴连线的中点，左右各1个。

【功效】主治失眠、烦躁不安、心悸。

◎百会穴

【定位】位于人体的头部，头顶正中心，两耳尖直上连线中点。

【功效】清热开窍、升阳固脱。

◎听宫穴

【定位】位于头部侧面耳屏前部，下颌骨髁状突的后方，张口时呈凹陷处，左右各1个。

【功效】开窍益聪、疏通经络，主治耳聋、耳鸣。

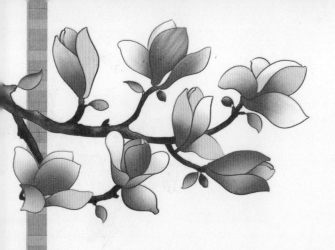

◎迎香穴

【定位】人体的面部，在鼻翼外缘中点旁，当鼻唇沟中，左右各 1 个。

【功效】防治鼻病。

◎承浆穴

【定位】位于人体的面部，当颏唇沟的正中凹陷处。

【功效】生津敛液、舒筋活络。

◎神庭穴

【定位】在头部，当前发际正中直上 0.5 寸。

【功效】治疗头晕、呕吐、眼昏花等。

◎颊车穴

【定位】在面颊部，下颌角前上方约一横

指（中指），当咀嚼时咬肌隆起，按之凹陷处，左右各1个。

【功效】祛风活络、通利牙关。

◎翳风穴

【定位】在耳垂后方，当乳突与下颌角之间的凹陷处，左右各1个。

【功效】主治耳鸣、耳聋、口眼㖞斜。

◎颧髎穴

【定位】在面部，当目外眦直下，颧骨下缘凹陷处，左右各1个。

【功效】主治牙痛、面瘫、面肌痉挛等。

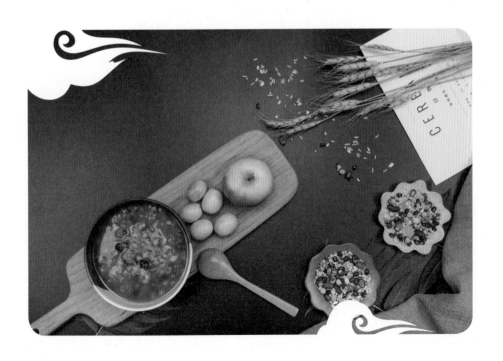

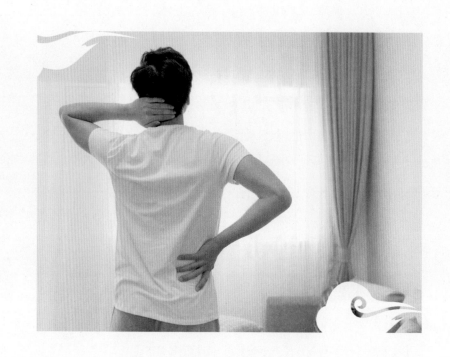

肩背腰骶部

◎心俞穴

【定位】第5胸椎棘突下旁开1.5寸，左右各1个。

【功效】主治心痛、心烦。

◎风门穴

【定位】第2胸椎棘突下旁开1.5寸，左右各1个。

【功效】主治感冒、颈椎痛、肩膀酸痛等。

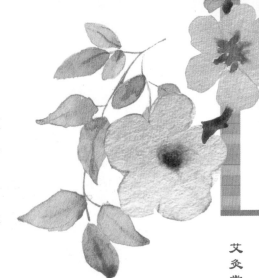

◎次髎穴

【定位】在骶部，当髂后上棘内下方，适对第 2 骶后孔处，左右各 1 个。

【功效】主治腰骶疼痛、月经不调等。

◎肝俞穴

【定位】第 9 胸椎棘突下旁开 1.5 寸取穴，左右各 1 个。

【功效】主治夜盲、目赤、视物不明等。

◎命门穴

【定位】后正中线上，第 2 腰椎棘突下凹陷中。

【功效】强肾固本、温肾壮阳。

◎定喘穴

【定位】后正中线上，第 7 颈椎棘突下旁开 0.5 寸处，左右各 1 个。

【功效】治疗咳喘。

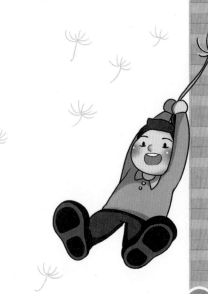

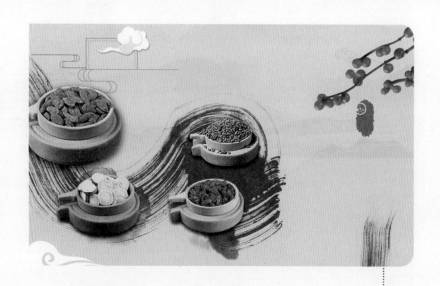

◎肩贞穴

【定位】肩关节后下方，臂内收时，腋后纹头上1寸，左右各1个。

【功效】清头聪耳，通经活络。

◎肩髃穴

【定位】肩峰端下缘，当肩峰与肱骨大结节之间，三角肌上部中央，左右各1个。

【功效】疏风活络、通利关节，主治肩臂疼痛。

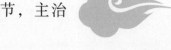

◎肺俞穴

【定位】第3胸椎棘突旁开1.5寸，左右各1个。

【功效】主治咳嗽、气喘、胸满等。

◎肾俞穴

【定位】第2腰椎棘突旁开1.5寸，左右各1个。

【功效】补益肾精、温通元阳、强身壮腰。

◎胃俞穴

【定位】第12胸椎棘突旁开1.5寸，左右各1个。

【功效】主治胃脘痛、胸胁痛、呕吐等。

◎厥阴俞穴

【定位】第4胸椎棘突旁开1.5寸，左右各1个。

【功效】主治咳嗽、胸闷、呕吐、失眠等。

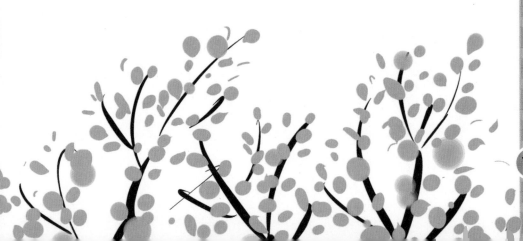

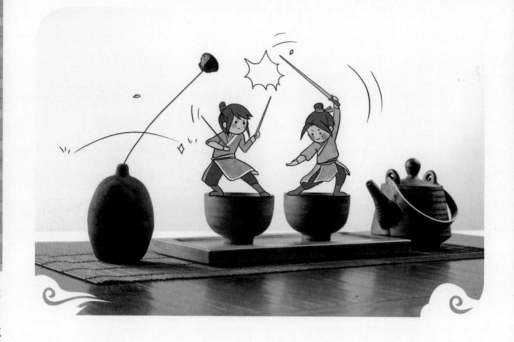

◎脾俞穴

【定位】第11胸椎棘突旁开1.5寸，左右各1个。

【功效】健运脾胃，补养气血。

◎腰阳关穴

【定位】后正中线上，第4腰椎棘突下凹陷处。

【功效】主治腰骶疼痛，下肢痿痹等。

◎腰俞穴

【定位】在骶部，当后正中线上，适对骶管裂孔。

【功效】治疗痔瘘、痔核、裂痔等。

◎膀胱俞穴

【定位】平第 2 骶后孔，当髂后上棘内缘下与骶骨间的凹陷中，俯卧取穴，左右各 1 个。

【功效】主治遗尿、泄泻、便秘、腰脊强痛等。

◎膈俞穴

【定位】背部第 7 胸椎棘突下旁开 1.5 寸处，左右各 1 个。

【功效】主治呕吐、呃逆、噎嗝、胸满等。

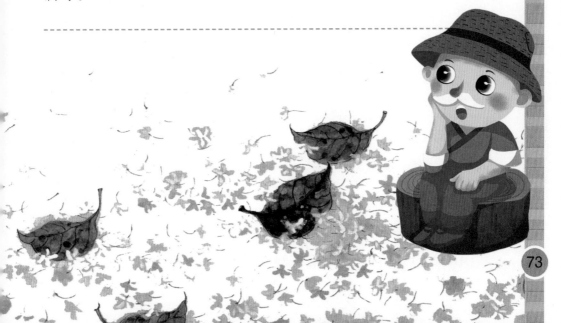

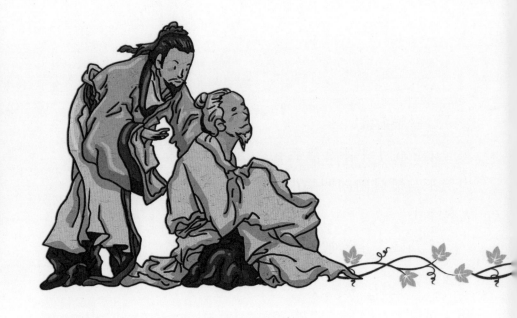

胸腹胁部

◎天枢穴

【定位】肚脐旁开 2 寸，左右各 1 个。

【功效】调理肠胃、理气和营。

◎子宫穴

【定位】仰卧，于耻骨联合上缘旁开 3 寸，再向上 1 寸取穴，左右各 1 个。

【功效】调节子宫内部气血。

◎中极穴

【定位】体前正中线，肚脐下 4 寸。

【功效】主治生殖系统疾病、泌尿系统疾病。

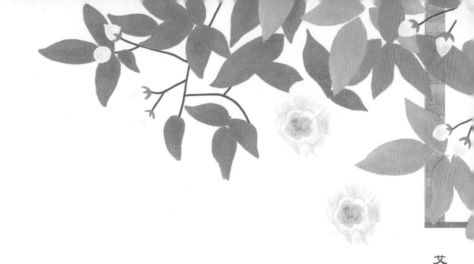

◎中脘穴

【定位】位于人体上腹部，前正中线上，当肚脐上4寸。

【功效】健脾和胃、调理胃肠功能。

◎气海穴

【定位】在下腹部，前正中线上，当肚脐下1.5寸。

【功效】保健要穴，主治腹痛、泄泻、大便难等。

◎水分穴

【定位】在腹中线上，肚脐上1寸。

【功效】主治腹痛、肠鸣、泄泻等。

◎水道穴

【定位】肚脐下3寸，前正中线旁开2寸，左右各1个。

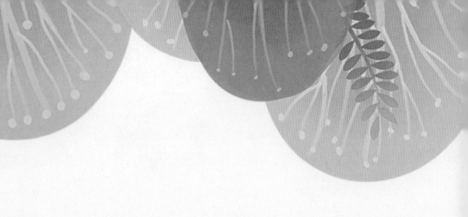

【功效】主治小腹胀满、小便不利、痛经等。

◎巨阙穴

【定位】前正中线上，当肚脐中上6寸。

【功效】主治心胸痛、胃脘痛、呃逆等。

◎归来穴

【定位】当肚脐下4对，距前正中线2寸。

【功效】主治腹痛、疝气、月经不调等。

◎关元穴

【定位】位于肚脐下3对处。

【功效】温肾固本、补益下焦。

◎建里穴

【定位】位于上腹部，前正中线上，当肚脐上3寸。

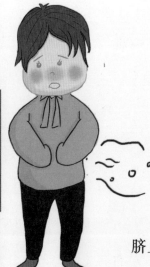

艾生阳气

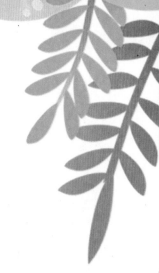

【功效】主治胃脘疼痛、腹胀、呕吐等。

◎神阙穴

【定位】即脐中。

【功效】温补脾阳、和胃理肠。

◎梁门穴

【定位】肚脐上4寸，前正中线旁开2寸，左右各1个。

【功效】主治胃痛、呕吐、食欲不振等。

◎期门穴

【定位】位于胸部，当乳头直下，第6肋间隙，前正中线旁开4寸，左右各1个。

【功效】健脾疏肝、理气活血。

◎腹中穴

【定位】在体前正中线，两乳头连线中点处。

【功效】调理气机、宽胸降逆、化痰。

上肢部

◎大陵穴

【定位】腕掌横纹中点处，掌长肌腱与腕屈肌腱之间，左右各1个。

【功效】主治心痛、心悸、胃痛、呕吐、惊悸。

◎中冲穴

【定位】手中指末节尖端中央，距指甲游离缘约1分，左右各1个。

【功效】苏厥开窍，清心泄热。

◎内关穴

【定位】在前臂掌侧，当曲泽与大陵的连线上，腕横纹上2寸，掌长肌腱与桡侧腕屈肌腱之间，左右各1个。

【功效】主治心脏疾病的核心用穴。

中医药科普读本 第一辑

艾生阳气

艾治百病

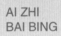

AI ZHI
BAI BING

头痛

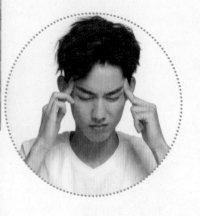

头痛是一个自觉症状，可以出现于各种急慢性疾患中，临床较为常见。凡外感六淫、内伤杂病，引起以头痛为主症的病证，均可称为头痛。

【灸治方法】

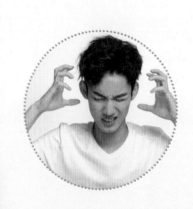

◎方法1

主穴：通天、悬钟、太冲、痛点（阿是穴）。

配穴：合谷、太溪、阳陵泉、涌泉。

灸法：采用温和灸或隔姜灸。每穴施灸 10 ~ 30 分钟，每日 1 次，10 次为 1 个疗程。

中医药科普读本 第一辑

艾生阳气

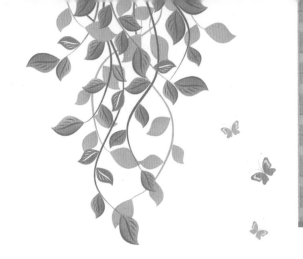

◎方法 2

主穴：涌泉。

灸法：采用药物灸。取吴茱萸适量，将其研为细末，与适量米醋调成糊状，敷灸于双侧涌泉穴，每日 1 次，7 日为 1 个疗程。

健康贴士

1.尽可能多地休息，但要避免睡过多，以免睡醒后反而出现头痛现象。

2.当头痛发作时可以用冷敷袋覆盖额头，并通过按摩太阳穴以减轻头痛。

3.保护眼睛。刺眼的光线,例如:阳光、镁光灯、电视屏幕等,会使人的眼睛疲劳,从而引发头痛。

眩晕

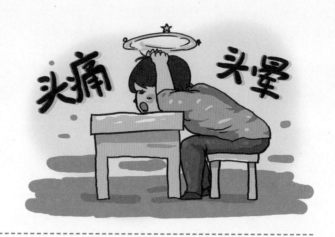

　　眩是眼黑，晕是头晕，二者常同时出现，故统称为眩晕。轻者闭目即止，重者如坐车船，旋转不定，不能站立，或伴有恶心、呕吐、出汗、严重者会出现昏倒等症状。

【灸治方法】

◎方法 1

主穴：百会、内关、行间、太溪。

配穴：恶心、呕吐加丰隆、中脘；疲惫乏力加肾俞、足三里。

灸法：采用温和灸、隔姜灸或无瘢痕灸。每日1次，10次为1个疗程。

◎方法2

主穴：百会。

配穴：间使、中脘。

灸法：采用瘢痕灸。先用艾绒做成麦粒大艾炷3～5壮，分开百会穴处头发，安放艾炷施灸，令其完全燃尽，并同时针刺间使、中脘二穴。

健康贴士

1.眩晕患者的饮食应以富有营养和新鲜清淡为原则，多食蛋类、瘦肉、蔬菜及水果，忌食肥甘辛辣之物，如肥肉、油炸物、酒类、辣椒等。

2过度疲劳及睡眠不足也是引起眩晕的因素之一，因此，眩晕患者应该注意休养，保证充足的睡眠。

失眠

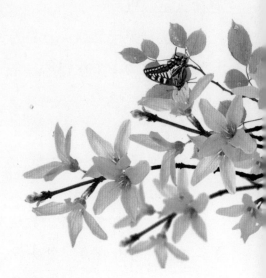

失眠亦称"不寐"或"不得眠""不得卧""目不瞑"。是以经常不能获得正常睡眠为特征的一种病症。其表现为入睡困难；睡眠质量下降，睡眠维持障碍，整夜醒来次数在 2 次以上；早睡；严重者整夜不能入睡。

失眠一症，既可单独出现，也可兼见头痛、眩晕、心悸、健忘等症。

失眠多见于现代医学的神经官能症、更年期综合征等。

中医药科普读本 第一辑

艾生阳气

【灸治方法】

◎方法 1

主穴：心俞、内关、神门、安眠。

灸法：采用温和灸。于每晚睡前用艾卷在上述穴位施灸 15 ~ 20 分钟。每日 1 次，10 次为 1 个疗程，每日或隔日灸，一般 1 个疗程见效。治疗过程中，患者若配合热水泡脚 15 分钟再灸，则疗效更佳。

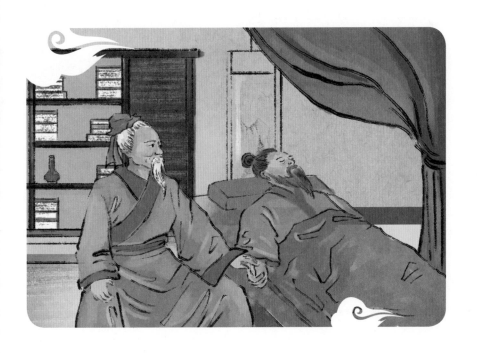

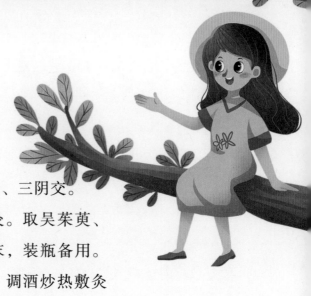

◎方法2

主穴：涌泉、神门、三阴交。

灸法：采用药物灸。取吴茱萸、肉桂各等份，共研细末，装瓶备用。每晚睡前取药末10 g，调酒炒热敷灸于两侧涌泉、神门、三阴交穴处，每日换药1次，左右穴位交替使用。

健康贴士

1. 失眠患者最佳的入睡时间为晚上10点钟左右，早上6点起床，有条件的话中午再睡15-30分钟更佳。

2. 睡前6小时内不要喝咖啡、酒、茶等，且晚餐不要吃得过饱；睡前可以喝杯牛奶，听一些舒缓的音乐。

3. 适当地进行一些体育锻炼有助于促进病情的好转。

4. 电子产品尽量放在卧室外。

神经衰弱

神经衰弱是神经症的一种，是大脑皮质兴奋与抑止失去平衡引起的，是指由于精神忧虑或创伤，长期繁重的脑力劳动，以及睡眠不足等原因引起的精神活动能力减弱。临床表现复杂，患者的症状几乎可涉及所有器官，最常见的临床症状为失眠多梦、头晕、疲倦无力、健忘、焦虑、忧郁等。

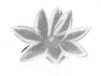

【灸治方法】

◎方法1

主穴：百会、风池、内关、神门、关元。

配穴：失眠加涌泉；易于激动加

印堂、神庭；手足心发热加肾俞、心俞；消化不良加足三里、三阴交；遗精阳痿加命门、志室。

灸法：采用温和灸、隔姜灸或无瘢痕灸。每日1次，10次为1个疗程。

◎方法2

主穴：百会、足三里、涌泉。

灸法：采用温和灸。早上灸百会穴10～15分钟，临睡前灸足三里、涌泉10～15分钟。此法对振奋精神、消除疲劳、增进食欲、促进睡眠均有良效，但肝阳上亢者则不宜灸百会穴。每日1次，连灸1～3个月。

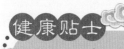

健康贴士

1.神经衰弱患者应按照有规律的作息时间安排生活和学习。不能因为担心失眠而提早上床，也不能因为早醒而赖在床上睡懒觉。

2.坚持体育锻炼，参加文体活动，这样可以缓解情绪上的波动。

3.睡前忌饮浓茶、咖啡，忌吸烟，等等。

面瘫

面瘫是一种常见病和多发病，又称口眼歪斜，俗称"歪嘴巴"。

本病任何年龄均可发病，但以 20 ~ 40 岁最为多见，男性较女性为多，绝大多数为单侧性，双侧者少见。本病的发病特点为：一般起病较急，面部表情肌突然瘫痪，在几小时内或在发病 1 ~ 2 天达到顶峰，2 ~ 3周后开始逐渐恢复，1 ~ 2 个月内症状明显好转或消失，部分需经数月才能恢复，半数以上患者有完全恢复的可能。面神经麻痹恢复后个别患者（约 2.7%）复发的可能。一般说来，如症状较重，病损位置较深，治疗不及时或不当，有 15% 左右的病人会留下程度不等的面瘫后遗症。

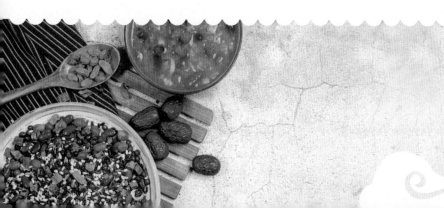

【灸治方法】

◎方法1

主穴：地仓、颊车、合谷、内庭、风池。

灸法：采用温和灸、雀啄灸或隔姜灸。每穴施灸10～30分钟，每日1次，10次为1个疗程。

◎方法2

主穴：翳风。

灸法：采用药物灸。取鲜紫皮蒜1枚，如枣状大小，剥皮洗净，放入芒硝，按与蒜成1：2的比例捣烂如泥状。在翳风穴涂上一层医用凡士林，而后将蒜泥敷灸于翳风，约5分钟左右，至患者出现烧灼样或皮肤表面充血变红为度，然后去除蒜泥。

健康贴士

1. 进行艾灸后，面部毛孔会张开，此时应注意避风，出门可戴口罩、眼罩进行保护，此外，还应注意，尽量不要用凉水洗脸。

2. 在治疗期间可用热毛巾热敷、理疗及按摩。如果出现眼睛不能完全闭合的现象，每天可滴几次眼药水或涂眼药膏，以防止发生感染。

3. 面瘫要早发现、早治疗，效果才会显著。

感冒

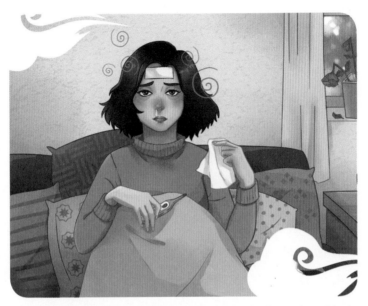

感冒是感受风邪所致的常见外感疾病。临床表现以鼻塞、流涕、喷嚏、咳嗽、头痛，恶寒、发热、全身不适为其特征。

本病四季均可发生，尤以春、冬多见。

【灸治方法】

◎方法 1

主穴：大椎、肺俞、风门、足三里。

配穴：鼻塞加迎香；发热加曲池；头痛加太阳、印堂；咳嗽加天突。

灸法：艾卷温和灸。每穴 15 ～ 20 分钟，每日早晚各灸 1 次，至愈为度。

◎方法 2

主穴：外关（双侧）。

灸法：采用艾炷灸。用麦粒大艾炷燃至患者感觉疼痛时，轻拍周围皮肤以缓解疼痛，待艾炷即将燃尽时将艾火压灭，此为 1 壮。继续灸第 2 壮、第 3 壮，以灸至穴皮肤潮红，轻度烧伤为度，最后 1 壮保留艾灰，然后以创可贴外敷灸处。第 2 日以灸处皮肤出现水疱为佳，疱大者可刺破，再以创可贴外敷。一般 1 次即可见效，效果不佳者可重复施灸。

健康贴士

1.多喝温开水，不宜吃过烫的东西。多吃水果蔬菜，不宜吃冷食、油腻、油炸、火锅、酸奶、烧烤之类的食物。

2.感冒时，不宜太劳累或是做剧烈运动，应好好休息。可以进行散步、慢走等运动。运动要适量。

3.感冒期间不宜饮酒。

咳嗽

咳嗽是常见病，既可以作为主症单独出现，也可以是其他肺脏疾病中的一个症状。分而言之，有声无痰谓之咳，有痰无声谓之嗽。但在临床上，二者常同时并存，难以严格区分，故合称"咳嗽"。

【灸治方法】

◎方法 1

主穴：列缺、太渊、尺泽、天突、肺俞穴。

灸法：采用艾卷温和灸。每次选 3～4 穴，每次 10～15 分钟，每日 1 次，7 次为 1 个疗程。

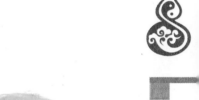

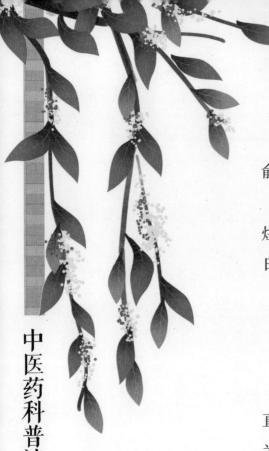

◎方法2

主穴：大椎、身柱、肺俞、膏肓俞、脾俞、肾俞、气海、丰隆。

灸法：采用隔姜、隔蒜灸。取艾炷如枣核大，每穴施灸5～7壮，每日或隔日1次，7～10次为1个疗程。

◎方法3

主穴：少商（双侧）。

灸法：采用艾炷灸。用艾炷施行直接灸3～5壮，每日1次，10次为1个疗程。

健康贴士

1. 禁食橘子。很多人认为橘子是止咳化痰的，于是让患咳嗽的孩子多吃橘子。事实上，橘皮确有止咳化痰的功效，但橘肉反而生热生痰。

2. 多喝水。充足的水分可帮助稀释痰液，使痰易于咳出，并可增加尿量，促进有害物质的排泄。

3. 在艾灸前可点按或按揉艾灸的穴位，能增强疗效。

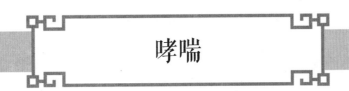

哮喘

哮喘是一种发作性的痰鸣气喘疾患。发作时表现为喉中哮鸣有声，呼吸气促，甚则张口抬肩，喘息，难以平卧，严重时头额出冷汗，口唇发绀等。

【灸治方法】

◎方法 1

主穴：天突、膻中、中府、云门、大椎、定喘、肺俞、肾俞。

灸法：采用隔姜灸。将大于艾卷的生姜切成 3 mm 厚的片，置于穴位上，再以艾卷火直接烧在姜片上，以患者感到皮肤

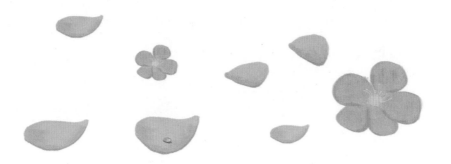

灼热为度，或以能忍受的热度为度。即把生姜片和艾卷火置于另一穴位上，每日1次，21次为1个疗程，一般灸1~2个疗程。

◎方法2

主穴：膏盲、气海。

灸法：采用瘢痕灸。在夏季"三伏天"时施灸，每年1次，连续3年为1个疗程。灸治时间以农历小暑到白露期间最为适宜。穴位化脓时间以1个月为宜。

健康贴士

1.要避免食用刺激性食物；尽量不吃含添加剂、调味剂太多的食品；少吃过甜、过咸、过冷及肥腻的食物。

2.加强体育锻炼能够促进新陈代谢，改善呼吸功能，从而提高机体对外界环境变化的适应能力，同时还能促进食欲，加快身体的恢复。

3.注意保暖，尽量避免接触各种已知的过敏源。

4.平时要常进行肺功能锻炼，如练口琴、吹气球等，再就是多唱唱歌，此外，大声阅读也是非常有益的。

呕吐

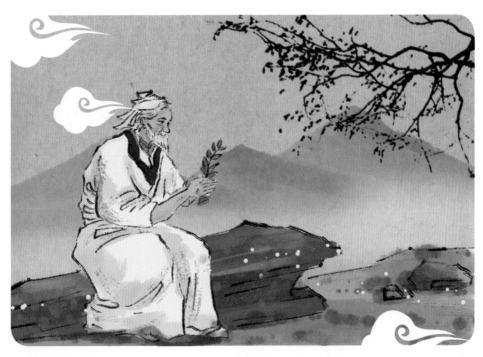

　　呕吐是一个症状，多由于胃失和降，气逆于上所引起。古人一般以有声有物谓之呕，有物无声谓之吐，有声无物谓之干呕，二者虽有区别，但在临床上常同时发生，很难截然分开，故一般合称"呕吐"。

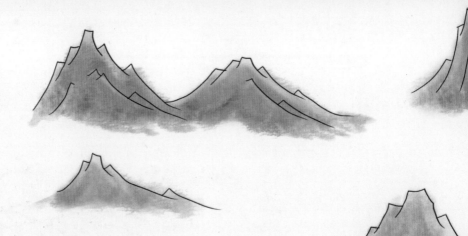

【灸治方法】

主穴：中脘、梁门、足三里、神阙。

灸法：采用药物灸。取吴茱萸30 g，研细末备用。用时，取药末3 g，以生姜汁调和后敷灸于其中的1～2穴，各穴轮换使用，每日换药1次。若隔药用艾卷悬灸，则疗效更佳。此法对肝气犯胃型呕吐效果极佳。

健康贴士

1. 呕吐的患者要多吃粥、汤等易于消化的食物，不要吃生冷、难以消化、油煎、辛辣的食物。

2. 小儿呕吐后，让其小口地喝点东西有助于下咽，不要一下喝太多，因为小儿呕吐后马上喝太多，只会又吐出来。

中医药科普读本 第一辑

艾生阳气

呃逆

呃逆是以气逆上冲，喉间呃呃连声，声短而频，令人不能自制为特征的一种临床表现。古称"哕"，又称"哕逆"。俗称"打嗝"。此症偶然发作大都轻微，不治自愈，如持续不断，则须治疗才愈。本症如在其他急慢性疾病之严重阶段出现，则往往为病势转向危重的预兆，较难医治。

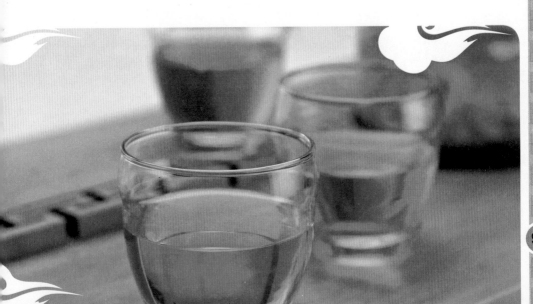

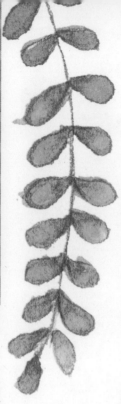

【灸治方法】

◎方法1

主穴：内关、膈俞、中脘、天突。

灸法：采用温和灸。每穴施灸10～20分钟，每日或隔日1次。

◎方法2

主穴：神阙。

配穴：中脘、阴都。

灸法：采用药物灸。取丁香10 g，研细末，备用。用时，加姜汁、蜂蜜适量调成膏状，敷灸于神阙。外用纱布覆盖，并用医用胶布固定。每日换药1次，10次为一个疗程。主治呃逆久而不愈。也可敷灸于中脘、阴都，方法同上。主治久病或大病之后，气逆上冲，喉间呃逆作声，声短而频。

中医药科普读本 第一辑

艾生阳气

健康贴士

1. 少食生冷辛热等食品。

2. 分散注意力，清除紧张情绪及不良刺激。

3. 如进食时发生呃逆，可以暂停进食，做几次深呼吸，短时间内能止住。

肺炎

肺炎在冬春寒冷季节及气候骤变时多见，支气管肺炎是最常见的肺炎，多为上呼吸道感染和支气管炎蔓延的结果。临床表现为发热、咳嗽、气促、肺部湿啰音，严重者呼吸困难、面色苍白或发绀、烦躁不安、嗜睡等。

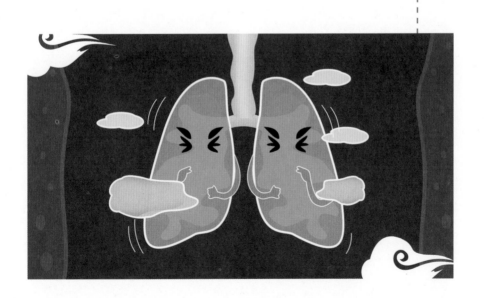

【灸治方法】

主穴：肺俞（双侧）。

灸法：采用白芥子灸。取麻黄 30 g，白芥子 20 g，将上述药研为细末，备用。用时取药末适量，用鲜姜汁调制成如手掌大饼状，以双侧肺俞穴为中心直接敷灸于背部，每次不超过 10 ～ 20 分钟，以皮肤发红为度，每日 1 次，10 次为 1 个疗程。

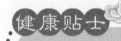

健康贴士

1.肺炎患者在治疗期间要注意休息，避免受凉，同时配合中西药物治疗。

2.患者在冬春季节应减少到公共场所的次数，以防被传染。

3.患者应加强体育锻炼，增强体质，提高自身的免疫力，易感及免疫力低下者可接种疫苗。

4.风热闭肺、热邪闭肺、热痰闭肺型不适合用灸法治疗，但可以配合拔罐、放血、刮痧等方法进行治疗。

胃痛

胃痛，又称胃脘痛，以上腹胃脘部近心窝处经常发生疼痛为主症。多见于现代医学的急慢性胃炎、溃疡病、胃痉挛及胆道疾患等。

古代文献中，也有将胃脘痛称为"心痛""心下痛"，有的把属于胃脘痛的心痛和属于心经本身病变的心痛混为一谈。后世医家根据各自的实践经验，对胃痛与心痛，有了明确的区分。

【灸治方法】

◎方法 1

主穴：中脘。

灸法：采用药物灸。取老生姜 60 g，四季葱白 30 g，鸡蛋白 1 枚，面粉 20 g。先将生姜、葱白一同捣烂如

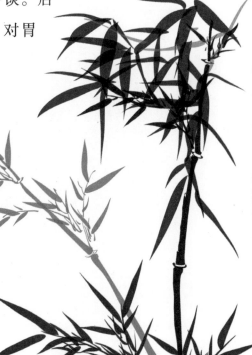

泥，再加鸡蛋白、面粉调匀，放在碗内蒸熟，备用。用时将药物从碗内取出，隔1层纱布，热敷于中脘穴处，外面覆盖厚毛巾，上置热水袋保温，待疼痛停止，身上微微出汗时去掉。此法主治胃寒作痛吐酸。

◎方法2

主穴：中脘、足三里。

灸法：采用瘢痕灸。灸疮化脓期间，用神灯治疗仪照射上腰部，以中脘穴为中心，热度以患者能忍受为宜，每次20分钟。每日1次，10次为1个疗程，疗程间相隔3～5日，直至灸疮痊愈。

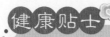

健康贴士

1. 注意饮食调节。要做到每餐食量适度，每日3餐定时，到了规定时间，不管肚子饿不饿，都应主动进食，避免过饥或过饱。

2. 饮水择时。最佳的饮水时间是晨起空腹时及每次进餐前1小时，餐后立即饮水会稀释胃液，用汤泡饭也会影响食物的消化。

3. 生活要有规律，保持心情舒畅，同时避免过度劳累。

慢性胃炎

慢性胃炎是以胃黏膜的非特异性慢性炎症为主要病理变化的慢性胃病，为临床常见、多发病之一，其主要表现为慢性上腹部疼痛及消化不良等症状。

中医认为，本病多为饮食失调、肝气犯胃、脾胃虚弱等，致使胃气滞寒、升降失常、胃络失养所为，当以健脾养胃、疏肝行气为治。由于本病是慢性病，因此预防至关重要，平时应做到进食有规律，咀嚼充分，进食易消化食物，同时还要避免刺激性食物、饥饱不节和暴饮暴食等。避免精神过度紧张和疲劳。平时还应常食补益脾胃的食物，以增强胃壁的营养，减少胃病的发生。

【灸治方法】

◎方法 1

主穴：中脘、下脘、内关、足三里。

灸法：采用温针灸。每穴灸 15 ~ 20 分钟，每日灸 1 次或 2 次，10 次为 1 个疗程，疗程间休息 5 日。此法主治脾胃虚寒型胃痛。

◎方法 2

主穴：神阙。

灸法：采用药物灸。取艾叶、小茴香各 15 g，将上述药一起研为细末，备用。用时，将药末与生姜汁、面粉适量调和成糊膏状，敷灸于脐部，用医用胶布固定。每日换药 1 ~ 2 次，10 日为 1 个疗程，疗程间相隔 5 日。此法主治中焦虚寒型胃炎。

健康贴士

1. 戒烟忌酒。烟草中的有害成分会增加胃酸的分泌，这会对胃黏膜产生有害的刺激，同时，过量吸烟还会引起胆汁反流。过量饮酒或长期饮用烈性酒能使胃黏膜充血、水肿甚至糜烂。因此，过量吸烟和过量饮酒都会使慢性胃炎发生率明显增高。

2. 注意饮食。进食要有规律，饮食宜按时定量，不要暴饮暴食；多吃营养丰富、富含维生素的食物。忌服浓茶、浓咖啡等有刺激性的饮料。

胃下垂

胃下垂是由于膈肌悬吊力不足，支撑内脏器官的韧带松弛，或腹内压降低，腹肌松弛，导致站立时胃大弯抵达盆腔，胃小弯弧线最低点降到髂嵴连线以下。常伴有十二指肠球部位置的改变。见于身体瘦弱、胸廓狭长的人，也可因各种原因经常压迫胸部和上腹部引起，多产妇女易患本病。

中医认为本病由脾胃虚弱、中气下陷所致。

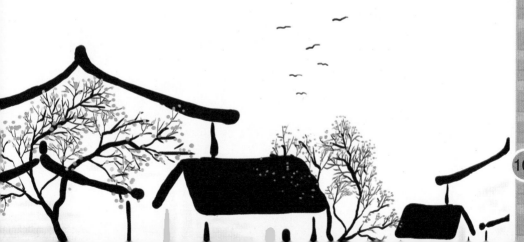

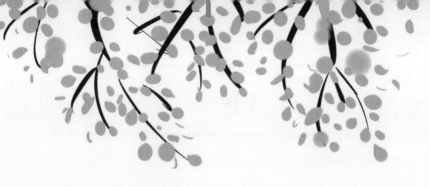

【灸治方法】

主穴：百会、神阙、气海。

灸法：采用隔姜灸。以胃脘部感到温热舒适为度。

健康贴士

　　1.适当锻炼身体，每天做仰卧，次数可根据自己的身体状况逐渐增加，这对腹肌的训练很有好处。

　　2.避免暴饮暴食，宜少吃多餐。戒烟酒，少吃辛辣刺激的食物，多吃易消化、营养丰富的食物。

　　3.不要参加重体力劳动和剧烈活动，特别是进食后。饭后散步有助于本病的康复。

　　4.运动后不要立即蹲下休息，不要在大汗淋漓时洗冷水澡。

　　5.劳逸结合，保持乐观情绪，树立战胜疾病的信心。

便秘

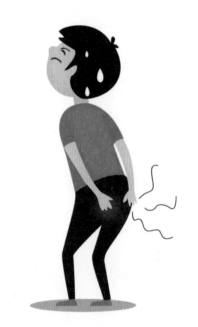

便秘是指排便时间延长、排便次数减少、粪便量减少、粪便干结、排便费力等的一种病症。本症多见于各种急慢性病，只是其中的一个症状。因此必须结合粪便的性状、患者平时排便的习惯和排便有无困难做出是否便秘的判断。

【灸治方法】

◎方法 1

主穴：天枢、支沟、大肠俞、神阙。

灸法：采用温和灸。每穴施灸10 ~ 20 分钟，每日或隔日 1 次，

109

6～12次为1个疗程。也可采用隔姜灸或无瘢痕灸。

◎方法2

主穴：足三里、神阙。

灸法：采用药物灸。取巴豆1 g，肉桂1 g，吴茱萸3 g，将以上药物研为细末，并用姜汁调匀，炒热后敷灸于足三里、神阙处，并用艾卷隔药悬灸。此法主治冷秘，症见大便秘结，膻中冷痛，四肢欠温，小便清长，喜热畏寒，舌为苔白，脉沉迟。

健康贴士

1. 补充有益菌。服用抗生素或其他药物后，肠道内有益菌群遭到破坏，消化不良会引起便秘。平时可食用酸奶、蜂蜜等食物培养肠道有益菌及蔬菜、水果、粗粮等纤维较多的食物。

2. 不宜久坐，每隔1—2个小时站起来活动一下身体，这样可以刺激肠道，促进肠蠕动。

3. 注意适当休息和精神放松。

中医药科普读本 第一辑

艾生阳气

腹泻

腹泻，俗称"拉肚子"，是指排便次数增多，粪便稀薄，水分增加，甚至泻出如水样。腹泻常伴有排便急迫感、肛门不适、失禁等症状。

本病一年四季均可发生，尤以夏秋两季多见。

【灸治方法】

主穴：天枢、足三里、上巨虚。

灸法：①温和灸。每穴施灸20～30分钟，每日2～3次，5次为1个疗程。②隔姜灸。取艾炷如枣核大，每穴施灸5～7壮，每日1～2次，3～7次为1个疗程。

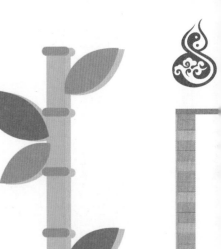

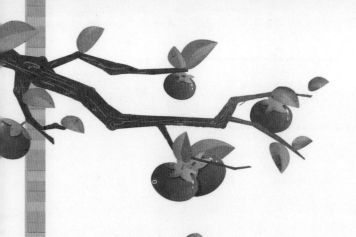

健康贴士

1.忌生冷、寒凉食物。

2.豆类、过多的牛奶等会使肠内胀气，加重腹泻。某些小孩因不能消化牛奶中的乳糖而导致腹泻，所以腹泻时应暂停食用含乳糖的乳制品，待病愈后缓量摄取，直到适应。

3.因腹泻时消化能力降低，因此，应减少食用奶油、肥肉、油酥点心等高脂肪类食物。

4.对于慢性腹泻反复发作者，平时可以多食用茯苓、白术、山药等，以健脾化湿。

腹痛

腹痛是临床常见的症状。关于它的记载首见于《内经》。《素问·举痛论》说："寒气客于肠胃之间，膜原之下，血不得散，小络急引而痛。"《举痛论》中论腹痛计11条，所言寒气与炅气相薄，及热气留小肠，肠中痛为热证，其他皆属于寒。

中医将腹分为脘腹（上、中、下脘）、脐腹（大腹）、小腹、少腹，这些部位的疼痛中医统称为腹痛。依据部位不同，又可称之为腹痛、小腹痛、少腹痛，一部分古称之为疝气或疝痛。

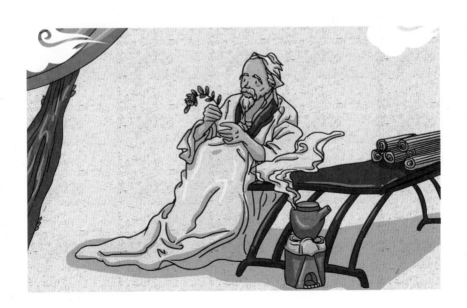

【灸治方法】

◎方法1

主穴：足三里、三阴交、中脘、天枢、神阙。

灸法：①温和灸。每穴施灸 20 ~ 30 分钟，每日 1 次，10 次为 1 个疗程。②无瘢痕灸。取艾炷如枣核大。每穴施灸 5 ~ 7 壮，每日 1 次，10 次为 1 个疗程。

◎方法2

主穴：脐下、足心。

灸法：采用药物灸。取吴茱萸 75 g，将其研成细末，用适量白酒拌匀，包成数包，蒸 20 分钟左右，趁热放脐下、足心处，凉则更换，1 日 2 次，每次 30 分钟，或以疼痛缓解为止。此法主治寒凝腹痛。

健康贴士

1. 腹痛患者平时要养成良好的饮食习惯，三餐要定时定量，不能在睡前进食，也不要暴饮暴食，少吃辣椒、芥末、胡椒等刺激性食物。

2. 出现腹痛之后不要吃生冷的食物，不要吃土豆、南瓜和甜品等可能会引起壅阻气机的食物，一些油腻的食物、油炸的食物最好也不要吃。

3. 多进行户外活动，多进行体育锻炼。

心悸

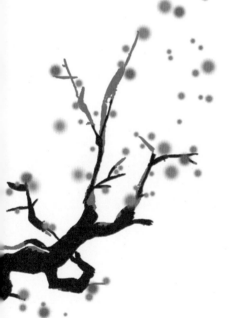

心悸又称心悸病，发生时，患者自觉心跳快而强，自觉惊慌不安，不能自主并伴有心前区不适感。中医认为本症的发生常与体质虚弱、情志所伤、劳倦、汗出受邪等有关。多因心气不足、心血亏虚或心脉被痰瘀痹阻；或受惊吓；或运动过量；或痰热内蕴，痰火上扰心神所致。

【灸治方法】

◎方法1

主穴：心俞、内关、足三里。

灸法: 采用温和灸、隔姜灸或无瘢痕灸。每穴施灸 10 ~ 30 分钟，每日 1 次，10 次为 1 个疗程。

◎方法 2

主穴：劳宫、涌泉。

灸法：采用药物灸。取南星、川乌各等份，将上述药品一起研成细末，备用。用时取药末适量，用黄蜡融化后摊于劳宫、涌泉，晚敷晨取，每日 1 次，10 次为 1 个疗程。

健康贴士

1. 轻症患者应保持情绪乐观，避免情志所伤。节制烟酒，按时作息，避免过劳。适当参加体育锻炼，增强体质。避免风寒外袭，预防感冒。

2. 重症患者，则应卧床休息，减少活动，饮食适量，多吃营养丰富易消化的食物。忌烟酒，不饮浓茶。病情变化应及时就医。

中医药科普读本 第一辑

艾生阳气

落枕

落枕，又称失枕，如果睡眠时头颈部位置不当或露肩受风，则可能引起颈部肌肉痉挛，睡醒后会感觉颈部疼痛、转侧不利，这就是落枕。本病多见于青壮年，常发生在一侧，亦可累及双侧。症状轻者 2～3 日即可痊愈，严重的可迁延数周不愈。

【灸治方法】

主穴：落枕穴、大椎、天宗、后溪、阿是穴。

配穴：头痛加风池；背痛加肩外俞、大杼；肩痛加肩髃；风寒侵袭者，加大椎、合谷。

灸法：采用温和灸或隔姜灸。每日 1 次，3 次为 1 疗程。

1.落枕患者在急性期不要轻易按摩颈肩部位，因为这种刺激容易造成病情的加重。

2.艾灸的同时，点按该穴，并活动颈部，这样更有利于疏通经气、散滞，对颈部的调节起重要作用，越是往颈部活动受限的方向活动，其疗效越佳、效果越好。

3.对于长时间伏案工作的人，隔一段时间就要进行一下颈部放松。

4.注意睡觉时头部的睡姿，枕头不宜过高，还要避免再度受凉。

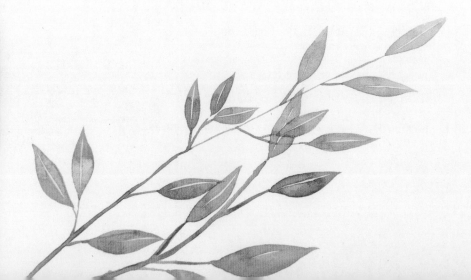

颈椎病

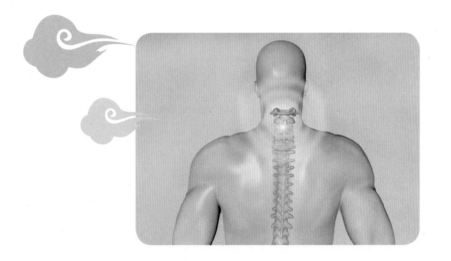

颈椎病又称颈椎综合征，是颈椎骨关节炎、增生性颈椎炎、颈神经根综合征、颈椎间盘脱出症的总称，是一种以退行性病理改变为基础的疾患。主要由于颈椎长期劳损、骨质增生，或椎间盘脱出、韧带增厚，致使颈椎脊髓、神经根或椎动脉受压导致的。常会出现颈肩臂疼痛、头晕、心悸，甚至大小便失禁等相应的临床表现，好发于长期伏案工作者。

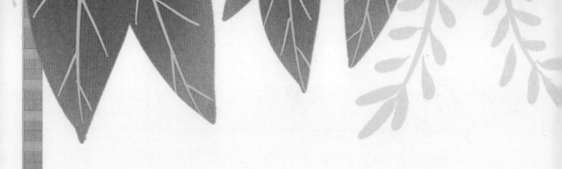

【灸治方法】

◎方法 1

主穴：大椎、大杼、阿是穴（患部）、颈夹脊。

配穴：上肢及手指麻木加曲池、外关、合谷；肩痛加肩髃、天宗。

灸法：采用温和灸、隔姜灸或无瘢痕灸。每日 1 次，10 次为 1 个疗程。

◎方法 2

主穴：百会、大椎。

灸法：采用无瘢痕灸。先分别在百会、大椎涂上少许万花油，再分别放上黄豆大的艾炷，点燃后施灸，待艾炷约剩 1/4，局部皮肤有灼热痛感时，用镊子将其拿掉，接着灸下 1 壮，每穴各灸 5 壮。隔日 1 次，10 日为 1 个疗程。

◎方法 3

主穴：阿是穴（痛处）。

中医药科普读本 第一辑

艾生阳气

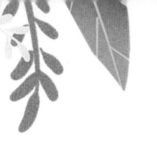

灸法：采用药物灸。急性子 100 g，草乌 60 g，白芷 50 g，将上述药物一起研成细末，再与适量食醋调成糊状，敷于患处，然后用医用纱布包扎固定，每隔 3 日换 1 次药。

健康贴士

1. 尽量减少低头伏案工作的时间，经常抬头活动颈肩部。

2. 也可对颈椎两侧的颈夹脊进行走罐，以缓解疼痛。

3. 正常人仰卧时枕高应在 12 cm 左右，侧卧与肩同高，枕头的高低因人而异，约与个人拳头等高为好；枕内填充物要求细碎、柔软，常用谷皮、荞麦皮等，不宜用海绵、棉絮等；枕头的形状以中间低、两端高的元宝形为佳。

4. 适当改善以某一固定姿势工作的习惯，工作一段时间后，可做一做颈椎保健操。

肩周炎

肩周炎又称肩关节周围炎，俗称肩凝症、五十肩，中医学称为漏肩风。是由于肩部软组织退变、损伤或受凉，肩关节内关节囊及周围肌肉、肌腱、韧带和滑膜等组织发生退行性改变和慢性无菌性炎症，而引起以肩部疼痛、关节活动不便为主要症状的一种病。

【灸治方法】

◎方法1

主穴：天宗、肩髃、肩髎、曲池、肩贞、肩前（在肩部，正坐垂臂，当腋前皱襞顶端与肩髃穴连线的中点）、阿是穴。

配穴：早期疼痛加条口、阳陵泉；

中医药科普读本 第一辑

艾生阳气

晚期活动受限加手三里、曲池。

灸法：采用温和灸、隔姜灸或无瘢痕灸。每次选择 3 ～ 4 穴，每日 1 次，10 次为 1 个疗程。

◎方法 2

主穴：肩前、肩髃、肩髎、肩井、阿是穴。

配穴：肩胛痛加天宗、肩贞；上臂痛加臂臑、曲池。

灸法：采用艾条做回旋灸 5 ～ 10 分钟。每日或隔日 1 次，10 次为 1 个疗程。

健康贴士

1. 睡觉时一定要注意肩背部的保暖，因受凉引起的肩周、肩背部疼痛，应及时按照上述方法进行艾灸。

2. 肩周炎患者平时要积极进行背部功能锻炼，这有利于功能恢复。

3. 需要特别注意的是：有一类肩膀疼痛有可能是心脏问题导致的，要注意与肩周炎进行区分。如果肩膀疼痛的同时伴有心脏不舒服、胸闷气短，应及时就医，以免耽误病情。

腰痛

慢性腰部劳损又称功能性腰痛，主要指腰背部肌肉、筋膜、韧带等软组织的慢性、疲劳性损伤，引起腰背部一侧或两侧的弥漫性疼痛，是慢性腰腿痛中常见的疾病之一。主要症状是腰或腰骶部胀痛、酸痛，反复发作，疼痛可随气候变化或劳累程度而变化，如日间劳累加重，休息后可减轻，时轻时重，为临床常见病、多发病，发病因素较多。中医学称之为"肾虚腰痛"，患病常以体力劳动者多见，与职业和工作环境有一定关系。

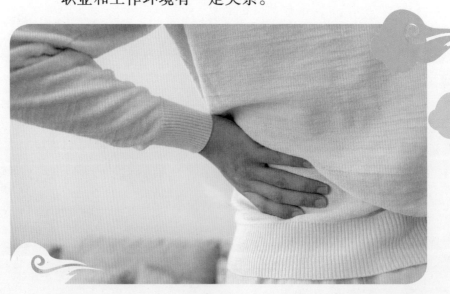

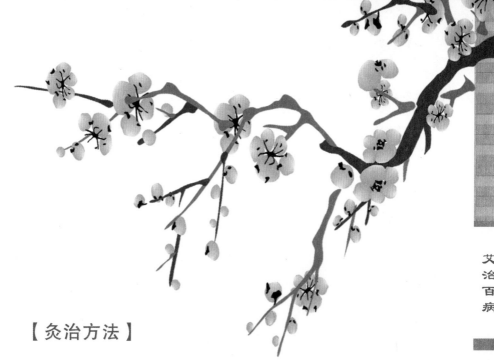

【灸治方法】

◎方法 1

主穴：肾俞、腰阳关、腰眼、大肠俞、阿是穴。

配穴：腰部正中疼痛加三阴交；腰部酸痛加关元；疼痛较为剧烈加后溪；腰椎退行性病变加大椎、大杼；腰椎间盘突出症加殷门、环跳、承山。

灸法：采用温和灸或隔姜灸。每日 1 次，10 次为 1 个疗程。

◎方法 2

主穴：肾俞、阿是穴。

灸法：采用药锭灸。取麝香 3 g，朱砂 6 g，硫黄 10 g，将上述药物研成极细的粉末。先将

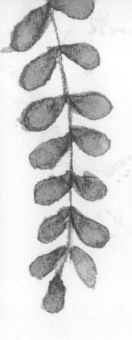

硫黄在火上化开，然后投入麝香、朱砂，离火拌匀，摊做薄片，切成小块（药锭），放入瓶中密封，以留备用。取肾俞、阿是穴（最痛点）。治疗时，将1枚药锭置于施灸部位，用火柴将其点燃，待火快灭时，迅速用1小块医用胶布固定，然后施以按揉手法放松腰部肌肉。1次未愈，过7日后再治疗1次。一般3～5次可痊愈。

健康贴士

1. 保持良好的生活习惯，防止腰腿受凉，防止过度劳累。

2. 站姿和坐姿要正确，脊柱不正会造成椎间盘受力不均匀。正确的姿势应该是"站如松，坐如钟"，而且同一个姿势不宜保持太久，适当进行腰背部活动，以解除腰背肌肉的劳累。

3. 宜选用硬板床，保持脊柱的生理弯曲。

4. 可配合推拿、拔罐、针灸等综合治疗，防止复发。

痤疮

痤疮是毛囊皮脂腺的一种慢性炎症性皮肤病，主要好发于青少年，对青少年的心理和社交会产生很大影响，但青春期后往往能自然减轻或痊愈。临床表现以好发于面部的粉刺、丘疹、脓疱、结节等多形性皮损为特点。

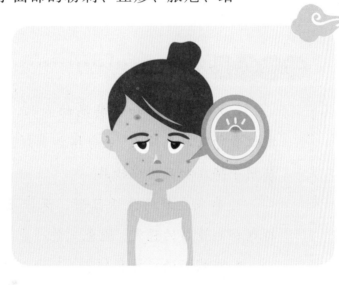

痤疮的发生主要与皮脂分泌过多、毛囊皮脂腺导管堵塞、细菌感染和炎症反应等因素密切相关。进入青春期后，人体内雄激素特别是睾酮的水平迅速升高，促进皮脂腺发育并产生大量皮脂。同时毛囊皮脂腺导管的角化异常造成导管堵塞，皮脂排出障碍，形成角质栓即微粉刺。毛囊中多种微生物尤其是痤疮丙酸杆菌大量繁殖，痤疮丙酸杆菌产生的脂酶分解皮脂生成游离脂肪酸，同时趋化炎症细胞和介质，最终诱导并加重炎症反应。

【灸治方法】

主穴：合谷、曲池、内庭、阳白、四白。

配穴：生疮、便秘加阴陵泉、天枢、支沟；月经不调、生疮加血海、三阴交。

灸法：采用温和灸、雀啄灸。隔日1次，5次为一个疗程，疗程间休息2天。

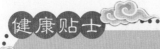

健康贴士

1.少吃含脂肪和糖类高的食物，忌食辛辣刺激性食物及避免饮酒，适当增加新鲜蔬菜及水果，忌用手挤压和乱用化妆品。

2.养成良好的生活习惯，保证充足睡眠，保持精神和情绪的稳定，避免工作、学习过于紧张。

3.痤疮的治疗疗程较长（一般2个月左右），建议患者应坚持治疗。

4.面部皮脂过多、油腻明显的应使用温水及合适的洁面乳洗脸，以去除油腻，保持面部清洁干净。

银屑病

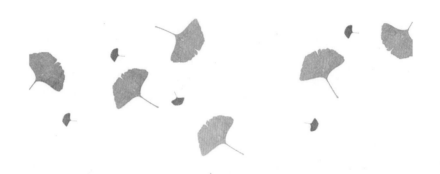

银屑病是一种皮疹上反复出现多层银白色干燥的鳞屑，搔之脱屑的一种慢性复发性皮肤病。俗称牛皮癣。病程较长，有易复发倾向，有的病例几乎终生不愈。该病发病以青壮年为主，对患者的身体健康和精神状况影响较大。临床表现以红斑、鳞屑为主，全身均可发病，以头皮、四肢较为常见，多因风、湿、热之邪蕴阻肌肤，或营血不足、血虚生风生燥，皮肤失养而成。

【灸治方法】

◎方法 1

主穴：身柱、陶道、阿是穴。

灸法：采用温和灸或隔蒜灸。每日1次，7～10次为1个疗程，疗程间相隔2～3日。

◎方法2

主穴：患处。

灸法：采用药物灸。取大蒜适量，去皮后经捣烂如泥膏状，贴于患部，上面覆以纱布，外用医用胶布固定。每次1日，根据具体病情，可隔日、每3日或1周1次，5～7次为1个疗程。亦可用大蒜和红胶泥共捣如泥膏状后，直接于患处施灸。

健康贴士

1. 避免外伤，防止抓挠及强力刺激，以免产生新的皮损。

2. 需穿干净柔软的衣服，定时更换内衣及床单，防止皮肤感染。

3. 注意饮食卫生，以清淡为主，少饮酒，勿食易引起过敏反应的食物，如羊肉、海鲜等。

4. 宜用温水洗澡，勿用强碱性肥皂、洗发水洗浴。

5. 室内经常通风，保持空气新鲜。

荨麻疹

荨麻疹俗称风疹块。是由于皮肤、黏膜小血管扩张及渗透性增加而出现的一种局限性水肿反应，通常在 2 ~ 24 小时内消退，但反复发生新的皮疹。病程迁延数日至数月。临床上较为常见。

荨麻疹的病因非常复杂，约3/4 的患者找不到原因，特别是慢性荨麻疹。常见原因主要有：食物及食物添加剂；吸入物；感染；药物；物理因素如机械刺激、冷热、日光等；昆虫叮咬；精神因素和内分泌改变；遗传因素；等等。

【灸治方法】

◎方法1

主穴：曲池、血海。

配穴：奇痒难忍加风池、膈俞。

灸法：采用温和灸、隔姜灸或无瘢痕灸。每日1次，6～7次为1个疗程，疗程间相隔2～3日。

◎方法2

主穴：双侧曲池、血海、三阴交、膈俞、百虫窝。

灸法：采用无瘢痕灸。每日施灸1～2次，至症状完全消失时停灸。慢性者应多灸2～5次，以巩固疗效。

健康贴士

1.荨麻疹患者平时应多食新鲜蔬菜水果与易消化食物。新鲜蔬菜、水果中含有丰富的维生素，尤其是维生素C，能降低血管通透性，减少渗出及局部水肿，对减轻荨麻疹症状有好处。

2.不吃辛辣刺激性食物，戒烟酒，避免食用海鲜及其他高蛋白食物，以避免诱发该病或加重病情。

3.避免抓挠，因为对患部皮肤抓痒时，反而让患部皮肤的温度提高，使血液释放出更多的组织胺（过敏源病毒），反而会更恶化。

中医药科普读本 第一辑

艾生阳气

近视

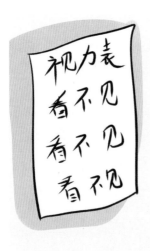

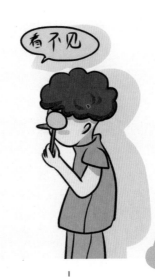

　　凡是视力为看近清楚、看远模糊，则称之为近视。正常情况下，眼球对来自无限远或 5 米以外的平行光线（5米以外的光线，一般认为是平行光线），经过眼球屈光系统屈折后，焦点恰好落在视网膜上，构成清晰的物像，称为正视眼。在调节放松的状态下，平行光线经眼球屈光系统后聚焦在视网膜之前，称为近视。

【灸治方法】

主穴：攒竹、太阳、四白、肝俞、光明。

配穴：眼睛痒痛加风池、大椎、行间；头痛加印堂、阳白。

灸法：采用温和灸。每日 1 次，10 次为 1 个疗程。

健康贴士

1. 注意饮食。尽量少吃甜食，但可以吃冰糖和蜂蜜。应主要补充富含钙、铬、锌、硒、铁、铜等微量元素和维生素的食品。

2. 睡姿影响视力。睡觉时压在下面或被抱时受到挤压的一侧视力低。

3. 牙好则视力好。用哪侧牙齿咀嚼，哪侧眼视力好。咀嚼是最简便有效的眼保健操。

4. 注意光源对视力的影响。居室和学习用光太亮则眼无神。

5. 幼儿不宜过早用眼，超前教育不当必然导致超前近视。

睑腺炎

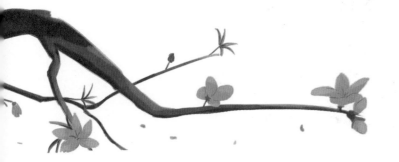

　　睑腺炎中医称土疳、土疡，俗名偷针眼。是一种眼睑边缘或眼睑内的急性化脓性炎症性眼病。多因葡萄球菌感染所致；或由风热毒邪外侵胞睑；或过食辛辣之物，热毒蕴积脾胃，以致气血凝滞，风邪热毒上攻，壅阻眼睑皮肤经络之间而发病。表现为：眼睑边缘有局限性硬结，初起形如麦粒，微痒微肿，继之焮红肿痛。轻者数日内自行消散，重者经过 3～5 日后于眼睑缘的毛根，或睑内出现黄白色的脓点，自破而愈。若发生睑内脓点，久不破溃，遗留肿核者，则称胞生痰核，需按痰核处理。

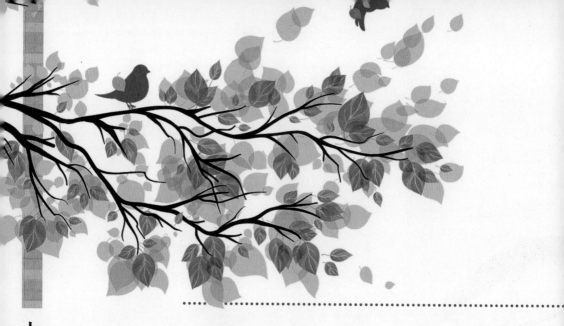

【灸治方法】

主穴：合谷、曲池、太阳、外关、内庭。

配穴：外感风热者，加风池；脾胃积热者，加足三里；有发热者，加大椎。

灸法：①用艾条温和灸或雀啄灸，根据辨证每次取 3 或 4 穴，各灸 20 分钟，每日灸 1 或 2 次，直至治愈为止。②用艾炷无瘢痕灸，取双二间穴，以米粒大小的艾炷置穴上，着肤直接灸，各灸 3 ~ 5 壮，灸时使每炷艾火自然熄灭，不可用手按灭。一般睑腺炎未成脓者施灸 1 或 2 次即可消肿止痛；肿大成脓者施灸 1 或 2 次，

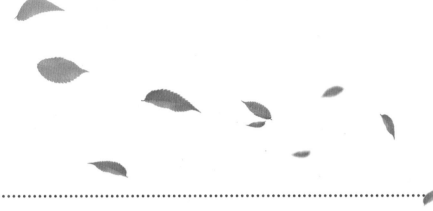

脓即溃出而获痊愈。③用艾炷隔蒜灸，每次取 3 或 4 穴，将蒜片置穴上，上置黄豆大艾炷，各灸 5 ~ 8 壮，每日灸 1 次，7 次为 1 个疗程。

健康贴士

1.培养良好的卫生习惯。不用手揉眼，毛巾、手帕要勤洗、晒干。

2.在托儿所、学校、工厂等集体单位应分盆分巾或流水洗脸，防止交叉感染。

3.被褥要定时清洗，翻晒；毛巾、擦手巾、手帕、汗巾等，都做到一具一用，一清洁一消毒。

耳鸣、耳聋

　　耳鸣是指病人自觉耳内鸣响，如闻蝉声，或如潮声。耳聋是指不同程度的听觉减退，甚至消失。耳鸣可伴有耳聋，耳聋亦可由耳鸣发展而来。二者临床表现和伴发症状虽有不同，但在病因病机上却有许多相似之处，均与肾有密切的关系。

【灸治方法】

◎方法 1

　　主穴：听宫、翳风、中渚、肾俞、太溪。

　　配穴：口苦咽干加外关、行间；胁痛加阳陵泉、丘墟。

　　灸法：采用温和灸、隔盐灸或隔姜灸。每日 1 次，10 次为 1 个疗程。

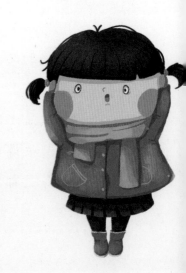

◎方法 2

主穴：听宫、听会、完骨、天柱。

灸法：采用隔附子饼灸。将石菖蒲、郁金、半夏、冰片按 2：2：1：1 的比例称取，先将石菖蒲、郁金、半夏研末后过 80 目筛，取其细末，再用研钵将冰片研细，加入上述药末混匀，装瓶备用。然后将生姜挤压取汁，与上述药末搅拌成膏状，制成直径 3 cm、厚 2 cm 的药饼留作备用。将穴位按常规消毒后，在穴位上放置备好的药饼，再在其上放置做好的小艾炷，点燃后，使其充分燃烧，燃毕更换 1 壮，每穴各灸 6 壮。每日 1 次，15 次为 1 个疗程，共治疗 2 个疗程。此法主治耳鸣。

健康贴士

1. 不喝浓茶、咖啡和其他刺激性食物。防止尼古丁、乙醇对内耳和听神经的损害。

2. 适当运动可促进全身血液循环，增加人体的新陈代谢，加强内耳器官的血供，改善内耳代谢。可选择多种适当的运动，如打太极拳、散步、慢跑、游泳等。

3. 选择噪声小、空气清新、环境优美的地方锻炼，一定会感到心旷神怡，周身舒爽，对耳聋的恢复十分有益。

4. 尽量避免接触噪声，如交通、工业、建筑、娱乐、居住环境中的噪声。

艾治百病

过敏性鼻炎

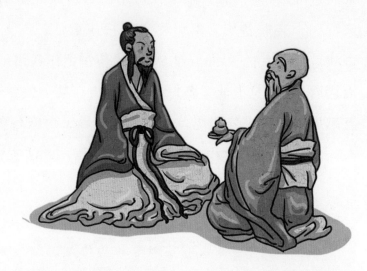

　　过敏性鼻炎是因身体对某些过敏源敏感性增高而呈现的一种以鼻黏膜病变为主的变态反应性疾病，因此又称变态反应性鼻炎。以鼻黏膜肿胀、色淡、打喷嚏、流清涕为主症。

　　过敏性鼻炎的发病属Ⅰ型变态反应，引起本病的过敏源主要为吸入性过敏源，如灰尘、花粉、动物羽毛、尘螨等，还有某些食物以及某些化学物质，冷热、湿度、紫外线等物理因素引起。这样的病人常为过敏性体质，除本病外，还可能有支气管哮喘、荨麻疹等过敏性疾病存在。中医学认为本病的发生主要由于肺气虚，卫外不固，腠理疏松，风寒之邪

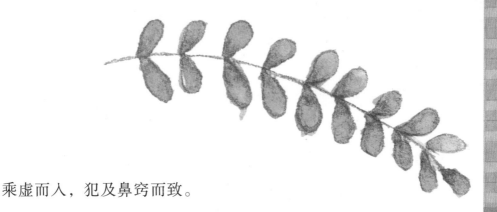

乘虚而入，犯及鼻窍而致。

【灸治方法】

◎方法 1

主穴：肺俞、迎香、曲池、合谷、足三里、三阴交。

配穴：风寒外袭者，加风池、大椎；脾气虚弱者，加脾俞；肾气不足者，加肾俞、太溪。

灸法：采用温和灸或隔姜灸。每日 1 次或 2 次，7 次为 1 个疗程。

◎方法 2

主穴：大椎、肺俞（双）、膏肓俞（双）。

配穴：发作时加针刺印堂、迎香、鼻通穴。

灸法：采用隔附子饼灸。将附子末加面粉少许用黄酒调和，做成 0.3 ~ 0.4 cm 厚的附子饼，用大头针穿数孔，置上述穴位，再放上艾炷施灸，待艾炷燃烧将尽局部皮肤有灼热感时，去其艾炷再灸，最后使穴位皮肤潮红，按之有灼热时即可。每日 1 次，10 次为 1 个疗程，疗程间相隔 3 ~ 5 日。

◎方法3

主穴：风门、肺俞、太渊、合谷、迎香、印堂。

配穴：足三里、肾俞、大肠俞、脾俞。

灸法：用艾条雀啄灸，每次取主、配穴4～6穴，各灸5分钟左右，以局部皮肤红润为度。每日灸1次，7次为1个疗程。

健康贴士

1.鼻炎大多是因着凉感冒引起，要加强体育锻炼，增强体质。

2.避免过度疲劳、睡眠不足，不吸烟，不饮酒。

3.在秋冬季或感冒流行期间，外出戴口罩，尽量少去公共场所，对发病者做好隔离工作，对污染的室内可用白醋熏蒸进行空气消毒。

4.可使用中草药预防，如受凉后可及早服用生姜、红糖水及时祛除"寒邪"；感冒流行期间，可服用荆芥、防风、板蓝根等中草药。

5.早晨5点到10点，是花粉扩散的高峰期，最好不在户外久待。

6.及时更换、清洗床单、被罩，防止螨虫及其分泌物诱发过敏性鼻炎。不用香水、化妆品。

7.保持室内空气的湿度，或使用空气过滤器，不要让鼻子太干燥。

牙痛

牙痛为口腔疾患中常见的症状之一，大多由牙龈炎和牙周炎、龋齿（蛀牙）或折裂牙而导致牙髓（牙神经）感染所引起的。遇冷、热、酸、甜等刺激时加剧。本症有虚实之分，实痛多因胃火、风火引起，虚痛多因肾阴不足所致。

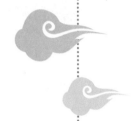

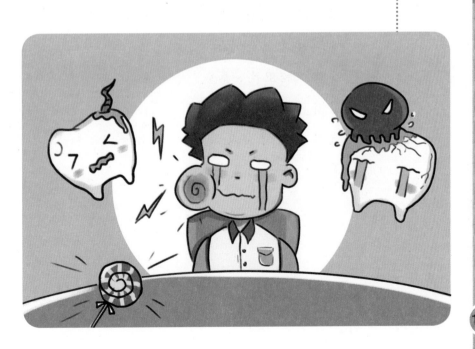

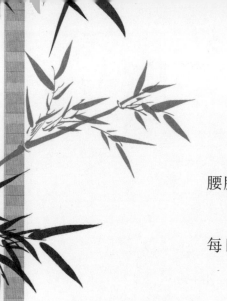

【灸治方法】

主穴：下关、颊车、合谷。

配穴：口臭、便秘加内庭、二间；腰膝酸软、隐痛牙松加太溪、太冲。

灸法：采用温和灸、隔盐灸或隔姜灸，每日1次，3～5次为1个疗程。

健康贴士

1.勿吃过硬食物，少吃过酸、过冷、过热的食物。

2.保持大便通畅，勿使粪毒上攻。

3.睡前不宜吃糖、饼干等淀粉之类的食物。

4.发现蛀牙应及时治疗。

5.注意口腔卫生，养成"早晚刷牙，饭后漱口"的良好习惯。

6.宜多吃清胃火及清肝火的食物，如南瓜、西瓜、荸荠、芹菜、萝卜等。

小儿遗尿

遗尿症俗称尿床，通常指小儿在熟睡时不自主地排尿。一般来说，孩童至 4 岁时仅 20% 有遗尿，10 岁时 5% 有遗尿，有少数患者遗尿症状持续到成年期。没有明显尿路或神经系统器质性病变者称为原发性遗尿，占 70% ~ 80%。继发于下尿路梗阻、膀胱炎、神经源性膀胱（神经病变引起的排尿功能障碍）等疾患者称为继发性遗尿。患儿除夜间尿床外，日间常有尿频、尿急或排尿困难、尿流细等症状。

【灸治方法】

◎方法 1

主穴：关元、中极、肾俞、三阴交。

配穴：体质虚弱加脾俞、足三里、神阙、百会。

灸法：采用温和灸、隔姜灸或隔盐灸。每日 1 次，5 次为 1 个疗程。

◎方法 2

主穴：神阙。

灸法：采用药物灸。取五倍子 3 g，研成细末，以温开水调成糊状，贴灸于患儿神阙处，并用医用纱布固定，每晚换药 1 次，连灸 3 ~ 7 次为 1 个疗程。

健康贴士

1. 为避免孩子夜间熟睡后不易醒，白天应注意不要过度疲劳，中午最好安排 1 个小时的睡眠时间。

2. 晚饭菜中少放盐，少喝水，少喝汤。

3. 睡觉前防止孩子过度兴奋，让孩子养成睡觉之前排空小便再上床的习惯。

4. 父母可以在孩子经常遗尿的钟点到来之前叫醒他，让他在清醒状态下小便。

5. 训练孩子白天憋尿也可作为一种方法，每当出现尿意时主动控制暂不排尿，开始可推迟几分钟，逐渐延长时间。

6. 在治疗过程中，对孩子时常鼓励能增强他们的信心，起到事半功倍的作用。哪天没有尿床，就给予表扬和鼓励，这样可以增加孩子参与治疗的积极性。另外，父母千万不要责怪、惩罚孩子。

肾炎

肾炎是肾小球肾炎的简称，临床上分急性、慢性两种。急性肾炎是一组由不同病因，通过免疫机制引起的肾小球急性病变，主要表现为水肿、高血压和尿液改变的综合征。发病前有先驱感染史，主要与溶血性链球菌感染有关。慢性肾炎部分可由急性肾炎迁延而来，病情长，主要表现为血尿、蛋白尿、管型尿、水肿、高血压等。重者可伴有贫血及不同程度的肾衰竭。

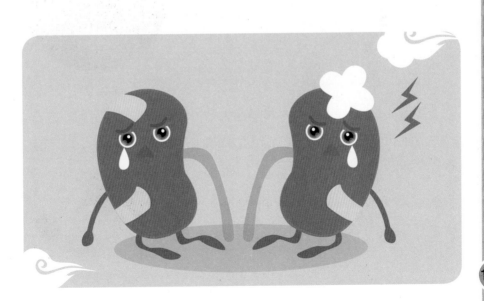

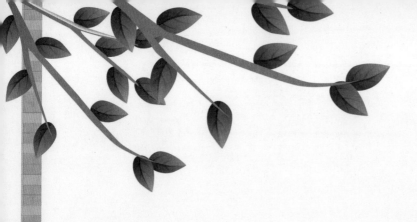

【灸治方法】

◎方法1

主穴：大椎、命门、肾俞、脾俞、中脘、中极、足三里、三阴交。

灸法：采用雀啄灸或温和灸。每次选2～5穴，每穴15～20分钟。每日上午施灸1次，3个月为1个疗程。主治慢性肾衰竭。

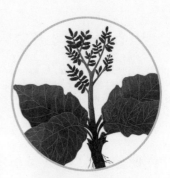

◎方法2

主穴：神阙、天枢、关元、中极。

灸法：采用药物灸。取独头蒜1枚，大黄30 g，栀子3个，食盐少许，将上述药品捣烂如泥，摊于手纸或纱布上，约1元硬币大小，敷灸于神阙、天枢、关元、中极、

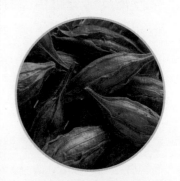

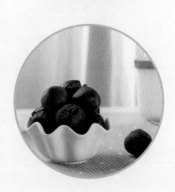

中医药科普读本 第一辑

艾生阳气

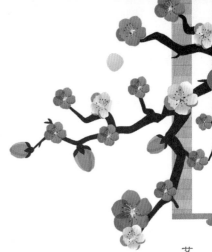

每日换药1次。主治肾病水肿、腹水。

◎方法3

主穴：脾俞、肾俞、膀胱俞、三阴交、足三里、太溪、气海。

灸法：用艾炷隔葱姜灸，每次取4～6穴，取葱白适量，捣烂如泥，分别敷于所取穴位上，再放上姜片，艾炷置姜片上点燃灸之，各灸5～7壮，每日1次，10次为1个疗程。

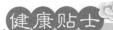

1. 注意保暖，避免风寒湿邪外侵。

2. 感冒流行季节，外出应戴口罩，少去公共场所。

3. 注意室内通风。

4. 注意调节饮食，减少盐的摄入量，可食用瘦肉、鱼、蛋等营养丰富又易消化的食物。

艾治百病

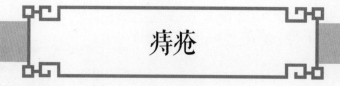

痔疮

本病为发生于肛肠部的一种慢性疾病，又称痔核，是指直肠下端黏膜下和肛管皮下的静脉丛因各种原因引起扩大曲张而形成的静脉团块。男女均可发病，以青壮年、经产妇多见。外痔生于肛门齿状线以下，仅觉肛门部有异物感。内痔生于肛门齿状线以上，常伴便血鲜红，可因感染而有局部疼痛感。

【灸治方法】

◎方法1

主穴：长强、承山、二白、陶道、阿是穴（患处）。

配穴：痔核脱出加百会、商丘、次髎；内痔出血加命门、大椎、十七椎；局部瘙痒加阴陵泉、三阴交；肛门坠胀者，加秩边；肛门肿痛者，加飞扬；便秘加天枢、支沟。

灸法：采用温和灸或隔姜灸。每日1次，7次为1个疗程。

中医药科普读本 第一辑

艾生阳气

◎方法2

主穴：肾俞至大肠俞。

灸法：采用温和灸、隔姜灸或无瘢痕灸。在腰部肾俞至大肠俞穴之间寻找瘀点，一般为红色或紫色点（但要与本身皮肤的红痣区别），颜色越深，说明痔疮程度重，病程长。每日1次，5次为1个疗程。

健康贴士

1. 养好每天定时排便的习惯，时间选择要相对固定，即使没有便意，也要进行如厕训练；排便时要集中精力，不能看书看报看手机，每次排便的时间不宜过长，每日清洗肛门。

2. 在饮食上，应以蔬菜、水果、粗粮等清淡高纤维食物为主。不吃辛辣刺激食物。每天要多喝水，晨起最好饮一杯温开水。

3. 要避免长时间坐着不动，以免增加腹压，也不要长时间站立。

4. 适当进行体育锻炼。生活要有规律，严防下肢着凉或身体受寒，避免长期紧张过劳。

5. 睡前或便后要坚持坐浴，同时进行提肛、放松的动作。肛门坐浴也可以缓解瘙痒，如果在水中溶解适量食盐会更好。

小儿厌食

小儿厌食属中医纳呆、恶食范畴。是指因消化功能障碍引起的一种慢性消化性疾病。一般多见于学龄前儿童，成年人亦有之。多因饮食不节，饥饱失调，损伤脾胃，过饱则积食停滞，过饥则营养不充；或脾胃素虚，脾气不振；或先天不足，脾失温煦，脾虚失运，湿困脾阳，湿郁气滞，升降失调等因所致。表现为食欲减退或缺乏，不思饮食；或食之无味，而见食不贪，甚则拒食；或饮食停滞，脘腹胀满；或伴面色少华，形体消瘦；或呕吐，泄泻。长期厌食，可影响小儿生长发育。

【灸治方法】

◎方法1

主穴：脾俞、胃俞、中脘。

灸法：用艾条温和灸，在上述穴位上各灸 10～15

分钟，每日灸 1 次，以灸至食欲增进为止。

◎方法 2

主穴：天枢、四缝、中脘。

灸法：用艾条温和灸或雀啄灸，每穴灸 5～10 分钟，每日或隔日灸 1 次，10 次为 1 个疗程。

健康贴士

1.4 个月以内的婴儿最好采用纯母乳喂养。按顺序合理添加辅食，不要操之过急。

2.小儿饮食以主副食为主，不乱加额外的"营养食品"。

3.创造好的吃饭气氛，使孩子在愉快的心情下摄食。

4.培养良好的饮食卫生习惯，定时、按顿进食，饭前不吃零食（包括饮料），家长要注意经常变换饮食的品种，尽量不要千篇一律，要荤素搭配。动物食品含锌较多，须在膳食中保持一定的比例。

后　记

　　本套书在编写过程中，参阅了大量的相关著作、文章等，其中涉及很多名家医案、医方、歌诀、杂记、传说、故事等。对于部分入选的医方、歌诀等内容因未能与原作者取得联系，谨致以深深的歉意。敬请本书入选的医方、歌诀等的原作者及时与我们联系，以便我们支付给您稿酬并赠送样书。

　　同时我们欢迎广大医学研究者、爱好者提出宝贵的建议，踊跃荐稿。

联系人：刘老师

电话：0431 — 86805559

地址：吉林省长春市春城大街 789 号

邮编：130062

邮箱：359436787@qq.com